Clark´s

Guía Esencial de
Mamografía

Clark´s

Guía Esencial de
Mamografía

Claire Borrelli

Jefa de Educación y Formación Clínica
Centro Nacional de Educación sobre el Cáncer de Mama de
St George, Londres, Reino Unido
Asesora Radiográfica del NHSBSP/NHSE, Reino Unido

Claire Mercer

Jefa de Radiografía
Escuela de Salud y Sociedad
Universidad de Salford, Salford, Reino Unido

Editor de la serie de *Guías Esenciales de Clark*:

A. Stewart Whitley
Antiguo Director de Práctica Profesional de ISRRT y
Asesor de Radiología, Servicios Asesoría de Radiología
del Reino Unido, Preston, Lancashire, Reino Unido

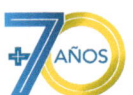

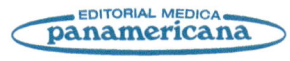

Desde 1953 formando Profesionales de la Salud

Buenos Aires - Bogotá - Madrid - México
www.medicapanamericana.com

Título del original en inglés
Clark's Essential Guide to Mammography 1° edition by Claire Borrelli and Claire Mercer.

Traducción autorizada de la edición en inglés publicada por CRS PRESS, miembro de Taylor & Francis Group LLC.

© 2024 Claire Borrelli and Claire Mercer
Todos los derechos reservados.

Supervisión de la traducción: Esther Domínguez Franjo. Jefa de Servicio de Diagnóstico por Imagen. Hospital Universitario Vithas Madrid La Milagrosa.

Las ciencias de la salud están en permanente cambio. A medida que las nuevas investigaciones y la experiencia clínica amplían nuestro conocimiento, se requieren modificaciones en las modalidades terapéuticas y en los tratamientos farmacológicos. Los autores de esta obra han verificado toda la información con fuentes confiables para asegurarse de que esta sea completa y acorde con los estándares aceptados en el momento de la publicación. Sin embargo, en vista de la posibilidad de un error humano o de cambios en las ciencias de la salud, ni los autores, ni la editorial o cualquier otra persona implicada en la preparación o la publicación de este trabajo garantizan que la totalidad de la información aquí contenida sea exacta o completa y no se responsabilizan de errores u omisiones o de los resultados obtenidos del uso de esta información. Se aconseja a los lectores confirmarla con otras fuentes. Por ejemplo, y en particular, se recomienda a los lecto-res revisar el prospecto de cada fármaco que planean administrar para cerciorarse de que la información contenida en este libro sea correcta y que no se hayan producido cambios en las dosis sugeridas o en las contraindicaciones para su administración. Esta recomendación cobra especial importancia con relación a fármacos nuevos o de uso infrecuente.

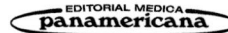

Visite nuestra página web:
http://www.medicapanamericana.com

ARGENTINA
Maipú 1300 (C 1300 ACT)
Ciudad Autónoma de Buenos Aires, Argentina
Tel.: (54-11) 5031-6919
e-mail: info@medicapanamericana.com

COLOMBIA
Carrera 7a A n° 69-19 - Bogotá DC - Colombia
Tel.: (57-1) 235-4068
e-mail: infomp@medicapanamericana.com.co

ESPAÑA
Sauceda, 10, 5ª planta - 28050 Madrid, España
Tel.: (34-91) 131 78 00
e-mail: info@medicapanamericana.es

MÉXICO
Av. Miguel de Cervantes Saavedra, 233, piso 8, oficina 801 Col. Granada, Alcaldía Miguel Hidalgo
CP 11520, Ciudad de México, México
Tel.: (52-55) 5250_0664
e-mail: infomp@medicapanamericana.com.mx

ISBN: 978-84-1106-366-1 (Versión impresa + Versión digital)
ISBN: 978-84-1106-367-8 (Versión digital)

© 2025, EDITORIAL MÉDICA PANAMERICANA, S.A.
Sauceda, 10 - 5ª planta - 28050 Madrid - España
Depósito legal: M-5670-2025
Impreso en España

CONTENIDOS

Contenidos

PRÓLOGO

Ha sido un placer ser testigo del desarrollo y publicación de *Clark's Guía Esencial de Mamografía*. Esta última adición a la serie de libros de bolsillo y de escritorio de Clark es un testimonio de las habilidades, conocimientos y dedicación de los autores, quienes son miembros clave de la profesión de Técnico Superior en Imagen para el Diagnóstico (TSID) y que tienen en el corazón el deseo de compartir su conocimiento y experiencia con los técnicos en radiologia y los profesionales de la imagen que participan en la mamografía en los diversos y variados entornos de imagen diagnóstica.

La Srta. K. C. Clark, estoy seguro, daría la bienvenida a esta importante contribución a la serie, que tiene sus orígenes en el recientemente publicado *Procedimientos de Clark en Imagen Diagnóstica (Un Enfoque Basado en Sistemas)*, que incluía un capítulo de «Imagen de mama» dedicado a la detección de patologías mamarias.

Este libro, sin embargo, está dedicado específicamente al uso de la mamografía, y será una valiosa ayuda y un recurso para aquellos que trabajan en el cuidado de las mamas y en las comunidades de atención sanitaria.

Este libro transmite a sus lectores una inmensa cantidad de conocimientos importantes que son actuales, relevantes y esenciales para la práctica moderna de la mamografía.

Los usuarios del servicio seguramente se beneficiarán de esta publicación.

A. Stewart Whitley
Editor de la serie
Antiguo Director de Práctica Profesional de ISRRT
y Asesor de Radiología
Servicios de Asesoría de Radiología del Reino Unido
Preston, Lancashire, Reino Unido

PREFACIO

Clark's Guía Esencial de Mamografía es parte de la serie de libros de imagenología diagnóstica de Clark. Este título en particular tiene como objetivo proporcionar una visión general y una guía para los exámenes mamográficos rutinarios. Nuestro objetivo es que sea una herramienta y un recurso de formación invaluables, una verdadera guía de bolsillo que proporcione información esencial sobre la posición y la técnica mamográfica para los profesionales de la mamografía en todos los niveles. Está altamente ilustrado, con el objetivo de proporcionar una fuente clara, rápida y confiable de información que promueva la atención centrada en el paciente.

Esperamos que esta guía sea una herramienta educativa esencial para los aprendices de todos los niveles y para las universidades que imparten educación en mamografía, así como una guía clínica conveniente para los técnicos de mamografía en ejercicio, incluidos los técnicos de mamografía en prácticas y asociados.

Ha sido un placer absoluto escribir este libro, no solo por la gratificante experiencia de compartir conocimientos e investigaciones de años de experiencia. También ha sido una demostración de los beneficios del trabajo en equipo y la colaboración de habilidades y conocimientos.

Estamos muy agradecidos, sobre todo, a aquellas personas que nos han permitido compartir sus imágenes; a menudo, en un momento de ansiedad, dieron su generoso consentimiento para permitir la expansión de todo nuestro aprendizaje. Les estamos muy agradecidos a todos ustedes.

«El aprendizaje nunca agota la mente»
— Leonardo Da Vinci

Claire Borrelli
Dra. Claire Mercer

AGRADECIMIENTOS

Estamos agradecidos por la ayuda y los consejos brindados por muchos colegas de toda la comunidad de diagnóstico por la imagen, con contribuciones realizadas con entusiasmo por ecografistas, radiólogos, físicos y docentes de numerosas instituciones de salud, departamentos académicos, la industria de la imagen médica, organismos profesionales y grupos de interés especial.

Trabajar con Andrea Motta (@OmSalvej), con el apoyo de Studio Salford (https://studio.salford.ac.uk), ha sido un verdadero placer y evidencia que las ilustraciones pueden ser de gran utilidad para mostrar la práctica. Te estamos agradecidos por convertir sin esfuerzo nuestros pensamientos en estas ilustraciones del libro; Andrea Motta, muchas gracias.

ABREVIATURAS

2D	Dos dimensiones
3D	Tres dimensiones
BAG	Biopsia con aguja gruesa
CAE	Control automático de exposición
CC	Craneo-caudal
CQ	Control de calidad
DPC	Desarrollo profesional continuo
EPP	Equipo de protección personal
GC	Garantía de calidad
HCPC	The Heatlh and Care Professions Council
	Regulación de los Profesionales de la Salud y la Atención
IAAS	Infección asociada a la asistencia sanitaria
INR	Imágenes de radionúclidos
IRM	Imagen por resonancia magnética
MDCC	Mamografía digital de campo completo
MLO	Oblicuo medio-lateral
NHSBSP	National Health Service Breast Screening Programme
	Programa de Detección de Cáncer de Mama del Servicio Nacional de Salud
PAAF	Punción aspiración con aguja fina
PIM	Pliegue infra-mamario
TC	Tomografía computarizada
TMD	Tomosíntesis mamaria digital
TMERT	Trastornos musculoesqueléticos relacionados con el trabajo
UK	Reino Unido

SECCIÓN 1

ASPECTOS CLAVE DE LA PRÁCTICA DE MAMOGRAFÍA

ANATOMÍA

La mama (glándula mamaria) es uno de los órganos accesorios del sistema reproductor femenino (**Figura 1.1**). Las mamas adultas comprenden dos eminencias redondeadas situadas en las paredes anterior y lateral del tórax, ubicadas superficialmente a los músculos pectorales y separadas de ellos por tejido areolar y fascia. Se extienden desde la segunda hasta la sexta costilla y desde el borde lateral del esternón hasta la línea axilar media. La parte superolateral se prolonga hacia arriba y lateralmente hacia la axila para formar la cola axilar. El pezón es una proyección cónica justo debajo del centro de la mama, correspondiente aproximadamente al cuarto/quinto espacio intercostal.[1]

La mama está compuesta por tejido glandular, fibroso y graso. Su tamaño, forma y consistencia varían significativamente, dependiendo del tamaño, forma y edad del individuo. Cada mama consta de 15 a 20 lóbulos, cada uno de los cuales se divide en varios lobulillos. Los lobulillos comprenden

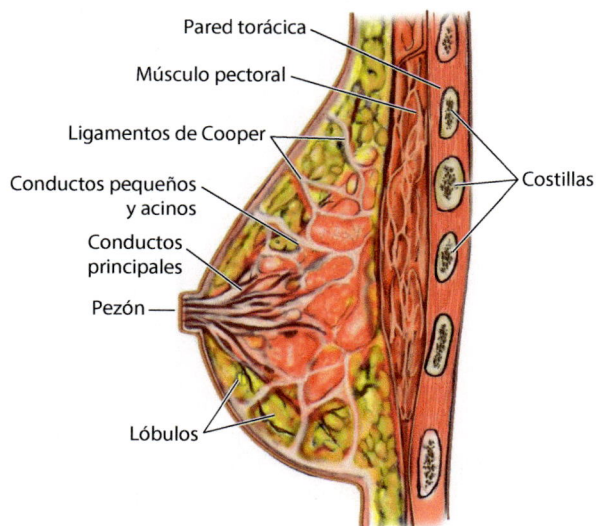

Figura 1.1 Ilustración de la anatomía mamaria. (De https://reference.medscape.com/article/1273133-overview. Fuente original: Wikimedia Commons; Patrick J Lynch. Publicado bajo la licencia CC BY 2.5.)

un gran número de alvéolos secretorios, que drenan en un único conducto galactóforo para cada lóbulo, antes de converger hacia el pezón en las ampollas y abrirse en la superficie. El suministro sanguíneo proviene de ramas de las arterias axilares, intercostales y mamarias internas. El drenaje linfático de la mama es principalmente a través del lado ipsilateral (mismo).

Los nódulos linfáticos axilares (**Figura 1.2**) representan aproximadamente el 75% del drenaje. El resto drena a través de los nódulos linfáticos paraesternales y abdominales. Es importante entender el drenaje linfático de la mama, ya que esta es la ruta principal por la cual el cáncer de mama metastatiza (se disemina a otras partes del cuerpo). La imagenología de los nódulos linfáticos normales y agrandados se incluye frecuentemente en la investigación mamográfica.[1,2]

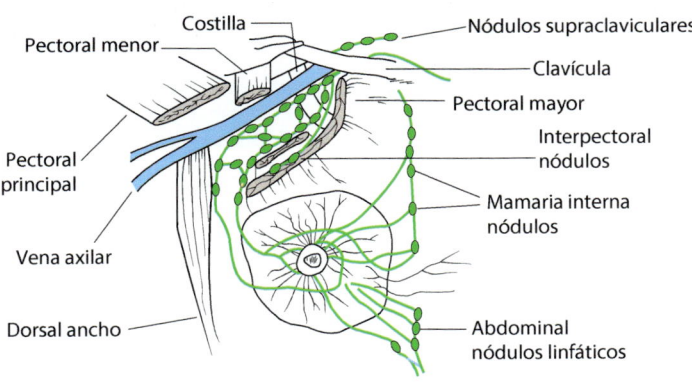

Figura 1.2 Ilustración que representa el drenaje linfático. (De https://www.bmj.com/content/309/6963/1222. Con permiso.)

Características del tejido mamario

Con el aumento de la edad y especialmente después de la menopausia (**Figura 1.3a**), los elementos glandulares de la mama se vuelven menos prominentes y tienden a ser reemplazados por tejido adiposo (grasa). La grasa atenúa el haz de rayos X menos que el tejido glandular de la mama, como resultado, la mama grasa es más oscura. Las enfermedades significativas (que tienden a ser densas y producen alta atenuación o áreas brillantes en la imagen) se detectan más fácilmente. El tejido mamario más joven (**Figura 1.3b**)

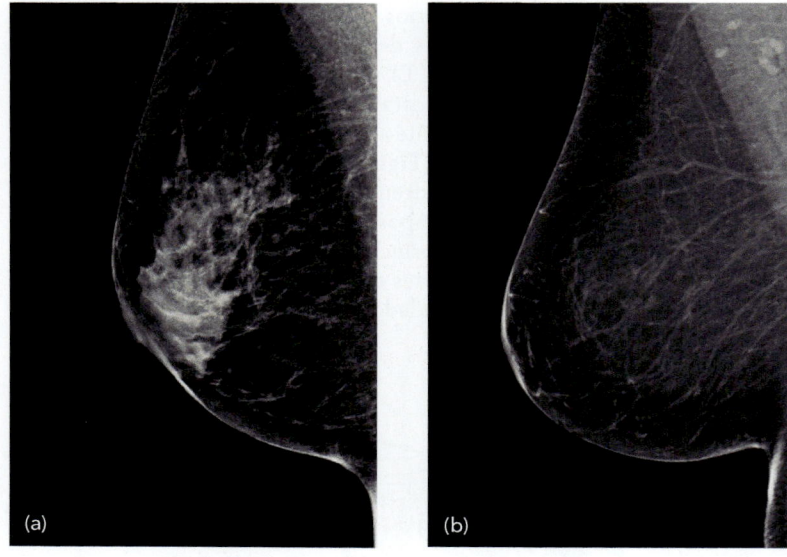

(a)　　　(b)

Figura 1.3 Imagen de mamografía que representa la anatomía en (a) tejido mamario más joven y (b) tejido mamario más viejo. (Reproducido de Whitley et al., 2020.)

es más denso (más blanco), y la sensibilidad (es decir, la capacidad de detectar enfermedades) de la mamografía en aquellos menores de 50 años se reduce. La mama más joven también es más sensible a los efectos adversos de la radiación ionizante. Así, la sensibilidad reducida de la imagen mamográfica más la mayor radiosensibilidad de la mama hacen que la ecografía sea la investigación de primera línea en pacientes más jóvenes, especialmente menores de 35 años.[1,2]

Consideraciones Adicionales

La mamografía es el examen radiográfico del tejido mamario (radiografía de tejidos blandos). Para visualizar las estructuras normales y la patología dentro de la mama, es esencial maximizar la nitidez, el contraste y la resolución. Esto optimiza, en la imagen, las diferencias relativamente pequeñas en las características de absorción de las estructuras que componen la mama. Se utiliza un valor de kVp bajo, típicamente 28 kVp. La dosis de radiación debe minimizarse debido a la radiosensibilidad del tejido mamario.[1-3]

Notas

La mamografía se realiza en aquellos que presentan un historial conocido o una anomalía sospechada en la mama, y como un procedimiento de detección en individuos asintomáticos. La consistencia de la técnica radiográfica y la calidad de la imagen son esenciales, particularmente en la mamografía de detección, donde la comparación con imágenes anteriores es a menudo fundamental. Si bien otras modalidades tienen un papel en la imagenología mamaria, la mamografía se lleva a cabo para obtener imágenes de la mama con mayor frecuencia y, por lo tanto, se considera aquí. Otras modalidades pueden ser consideradas para la imagenología mamaria: ecografía, imagenología por radionúclidos (IRN), imagenología por resonancia magnética (IRM) y tomografía computarizada (TC), pero no se incluyen en este manual de mamografía.

TERMINOLOGÍA DE POSICIONAMIENTO

A pesar de la gran variación individual en la forma externa de la mama, la unión aproximadamente circular a la pared torácica es constante. Verticalmente, la unión se extiende desde la segunda hasta la sexta costilla, y a nivel del cuarto cartílago costal se extiende transversalmente desde el lado del esternón hasta la línea medioaxilar. Una línea trazada desde el centro del círculo hasta el pezón puede denominarse 'eje mamario'. Dos planos de importancia en la posición radiográfica pasan a través del eje mamario. El plano axial divide la mama en porciones interna y externa; el plano transversal se encuentra en ángulo recto con el plano axial vertical, intersectándolo a lo largo del eje mamario. Así, la mama se divide en cuadrantes (**Figura 1.4**), denominados superior externo, inferior externo, inferior interno y superior interno, respectivamente. En la posición erguida normal de reposo, el plano axial forma un ángulo de 20–30° con el plano

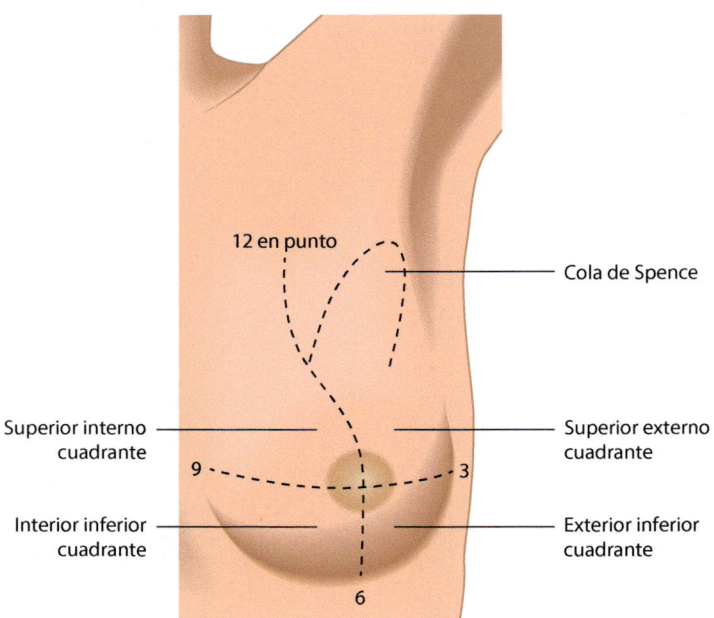

Figura 1.4 Diagrama que ilustra aspectos anatómicos de la mama. (Reproducido de Whitley et al., 2020.)

sagital del cuerpo, y el plano transversal forma un ángulo de 30–50° con la horizontal.[1]

Una prolongación hacia la axila de la porción superolateral de la mama a lo largo del borde inferior del pectoral mayor se llama cola axilar. El espacio retromamario se encuentra detrás del tejido glandular y debería ser visible (al menos en parte) en una mamografía correctamente posicionada. Microscópicamente, la mama consta de 15–20 lóbulos, sostenidos por un estroma de tejido fibroso, que contiene una cantidad variable de grasa. Cada lóbulo tiene un conducto principal, que se abre en el pezón. En profundidad, los conductos se ramifican dentro de la mama para drenar los lobulillos. Cada lobulillo consiste en un grupo de pequeños ductos, a través de los cuales las células del epitelio glandular pasan sus secreciones. Los lobulillos se demuestran radiográficamente como finas opacidades nodulares, que miden individualmente 12 mm de diámetro, pero que generalmente se superponen para dar una opacidad más o menos homogénea.[1]

Con la involución progresiva (regresión del tejido mamario a un estado no secretor), y la desaparición de gran parte del tejido epitelial, los lobulillos se reducen sucesivamente y se vuelven invisibles. La involución comienza en las regiones subcutáneas y retromamarias, luego progresa secuencialmente a través del cuadrante inferior interno, los cuadrantes superior interno y inferior externo, y finalmente el cuadrante superior externo. La involución afecta la densidad de la mama y la capacidad de manejar y posicionar la mama.

Consideraciones Adicionales

Una mama densa joven (es decir, antes de la involución) es más firme y menos maniobrable. Antes de la involución en la mama más joven, el aumento de la densidad de los tejidos puede causar más desafíos para el profesional al levantar y posicionar el tejido mamario lejos de la pared torácica. Los niveles de compresión pueden verse comprometidos, y la tolerancia a la compresión también podría verse afectada.

Notas

Al considerar la terminología de posicionamiento, la naturaleza vinculada del tubo y el mecanismo de registro de imágenes hacen que la dirección y ubicación del haz de rayos X sean implícitas en la descripción de la posición del individuo y del receptor de imagen (**Figura 1.5**).[1]

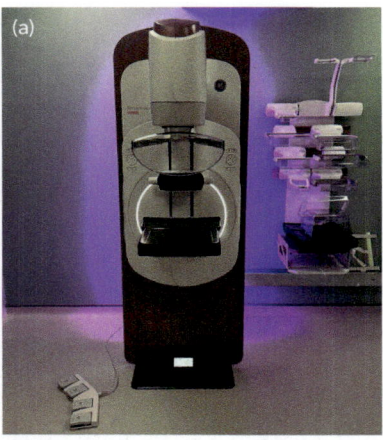

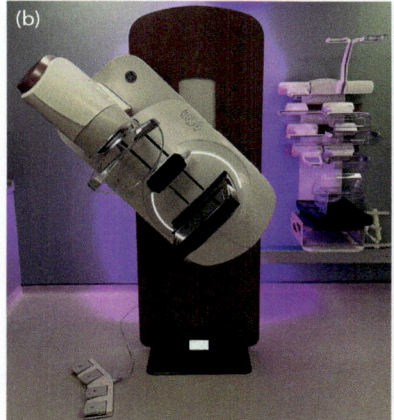

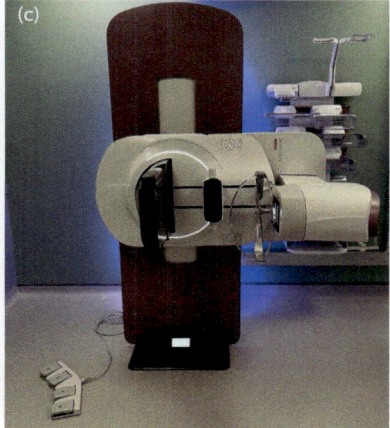

Figura 1.5 Equipo de mamografía típico con (a) tubo de rayos X y detector en orientación vertical, (b) tubo de rayos X y detector en orientación angular, y (c) tubo de rayos X y detector en orientación horizontal.

CONTROL DE CALIDAD Y GARANTÍA DE CALIDAD

Esta es la aplicación de técnicas para asegurar que un sistema, o individuo, esté funcionando a un nivel óptimo. El control de calidad (CQ) contribuye a la garantía de calidad (GA) al asegurar que el equipo, por ejemplo, el detector, esté funcionando a niveles óptimos. El rendimiento del servicio de imagen de mama (ya sea en el cribado o en unidades de mamografía diagnóstica) depende de todas sus partes integrales, y ninguna iniciativa de garantía de calidad debe verse de forma aislada, aunque el rendimiento de cada parte del sistema se mida en función de un objetivo específico establecido.[1]

Es responsabilidad del empleador y del instalador del equipo asegurarse de que se realicen pruebas de control de calidad para el equipo y la formación de los profesionales que llevan a cabo las pruebas en todo el nuevo equipo. El gerente, o la persona elegida responsable por el servicio, debe asegurarse de que los resultados de las pruebas sean satisfactorios y estén dentro de los niveles de tolerancia antes de que la máquina se utilice clínicamente y que se realicen pruebas y auditorías continuas para garantizar la optimización del equipo para la prestación del servicio.[2,3]

Responsabilidades dentro del Programa de Detección de Cáncer de Mama del NHS (NHSBSP)

La garantía de calidad (GC) es una parte intrínseca del NHSBSP para mantener un servicio que cumpla con los estándares nacionales y las necesidades de todas las personas invitadas a la detección. Existen directrices nacionales disponibles que proporcionan información clara y detallada sobre los aspectos mamográficos (tanto clínicos como técnicos) de la GC en la detección de cáncer de mama y el control de calidad (CQ) de los procedimientos radiográficos. Ellas:

- proporcionan un marco para auditar, identificar, informar y resolver problemas (CC);
- impulsan la mejora continua en la calidad de todos los aspectos radiográficos de la prestación del servicio de detección de cáncer de mama;
- promueven y fomentan el desarrollo de una cultura de aprendizaje;
- apoyan la promoción de las mejores prácticas, la formación y el desarrollo profesional continuo (DPC).

9

Aunque el control de calidad y la garantía de calidad son obligatorios dentro del NHSBSP, muchos proveedores del sector privado y con síntomas adoptan esto como mejor práctica para ofrecer un servicio de alta calidad en centros de mamografía diagnóstica.[2]

Responsabilidades para el control de calidad

Todos los profesionales deben asegurarse de que se desarrollen y sigan los protocolos departamentales para el control de calidad rutinario. Los procedimientos operativos escritos para el monitoreo, prueba y mantenimiento rutinario del equipo deben ser aprobados por el físico médico de garantía de calidad local. Los profesionales deben participar en la especificación y selección del equipo, así como en las pruebas de aceptación y puesta en marcha, y en las pruebas de servicio.

La calidad de la mamografía depende de la experiencia de los profesionales, así como del rendimiento del equipo. Cada departamento debe tener un método para registrar los resultados de las pruebas para garantizar que la información sea evaluada y monitoreada, y que se tomen y registren acciones correctivas. Se debe utilizar un sistema de control de documentos para todos los procedimientos y formularios escritos.

El sistema de control de calidad y los resultados producidos deben ser revisados y modificados regularmente según sea necesario, teniendo en cuenta el conocimiento y la experiencia en evolución.

Los objetivos son lograr una calidad de imagen óptima con la menor dosis de radiación posible. El logro de estos objetivos requiere que los técnicos de mamografía, los servicios de física médica y el personal de servicio trabajen en estrecha colaboración.[3]

Consideraciones Adicionales

Los profesionales tienen la responsabilidad de realizar auditorías regulares de su práctica clínica para mantener una imagen mamaria de alta calidad y competencia clínica. Al limitar los exámenes repetidos, deben revisar su propio rendimiento en comparación con los estándares personales, del departamento/unidad, regionales y nacionales, según lo determine el empleador. Esto puede identificar problemas con el equipo o indicar una necesidad de formación.

Notas

El control de calidad mamográfico en un departamento es responsabilidad de todos los técnicos de mamografía y es supervisado por el director/gerente (o el técnico de mamografía de control de calidad designado). El papel de un técnico de mamografía de control de calidad es:[1,2]

- supervisar el monitoreo de la calidad de las imágenes mamográficas en el departamento; esto debe ser tanto educativo como de desarrollo;
- monitorear los exámenes técnicos repetidos, auditar los hallazgos y tomar las medidas adecuadas cuando sea necesario;
- asegurar el cumplimiento de las directrices de control de calidad radiográfico;
- coordinar con física médica y discutir los resultados de las pruebas de equipos;
- saber quién es responsable de la autorización de la suspensión del uso del equipo cuando se superan las tolerancias y entender el procedimiento para tomar medidas;
- mantener vínculos sólidos con la red de garantía de calidad local y regional;
- identificar sus propias necesidades educativas y de desarrollo a través de la evaluación y un proceso de revisión del desarrollo y buscar abordar esas necesidades;
- trabajar en conjunto con el representante de salud y seguridad, para ayudar a los practicantes de mamografía a trabajar en un entorno que favorezca su salud y bienestar;
- comprender el proceso para resaltar y resolver fallos del sistema.

COMUNICACIÓN Y CONSENTIMIENTO

Antes de cualquier examen mamográfico, se debe obtener la elección informada y el consentimiento informado de la persona.[1,4]

Consentimiento Informado para la Mamografía

Una explicación del procedimiento mamográfico antes de que se realice debe incluir el uso y las implicaciones de la radiación y la compresión. Para que el consentimiento sea válido, debe ser dado de forma voluntaria (sin presión de otros), como parte de una elección informada, y el individuo debe tener la capacidad para consentir. La capacidad significa que el individuo puede entender y utilizar la información sobre el procedimiento, incluidos los beneficios y los riesgos. Es el juicio profesional del practicante decidir si el consentimiento se ha dado antes de, y se ha mantenido durante, el examen.[2,4]

Los marcos legales y profesionales en la elección informada y el consentimiento están sujetos a cambios; los profesionales tienen la responsabilidad profesional de mantener su conocimiento actualizado en todas las áreas de su práctica (estándares del HCPC). Si el consentimiento no se otorga libremente y no está en vigor, no se debe realizar el examen.[1]

Consideraciones Adicionales

- Si la persona expresa alguna preocupación o incertidumbre sobre la realización de la imagen del pecho, el profesional debe hacer todo lo posible para abordar esas inquietudes de manera sensible en ese momento.
- Si se retira el consentimiento en cualquier etapa, se debe detener el examen y documentar el cese del mismo.
- Puede ser apropiado posponer una cita para permitir que la persona tenga tiempo para considerar si asistir.
- Las limitaciones de la mamografía en presencia de implantes mamarios o dispositivos médicos implantados deben explicarse completamente antes de realizar cualquier imagen. Esto puede influir en la decisión de la persona de dar su consentimiento.

Notas

Los practicantes asociados/asistentes que están formados a través de un programa académico acreditado o aprobado y que han sido evaluados en competencias pueden obtener el consentimiento para la mamografía como una de las responsabilidades delegadas por los radiógrafos registrados. Sin embargo, esto se limita a aquellos que son cooperativos y capaces de comunicar su consentimiento. Si hay dudas sobre el consentimiento, se debe consultar al técnico de radiología registrado supervisor.[2,4]

También se debe tener en cuenta el papel que la privacidad y la confidencialidad pueden desempeñar en la obtención del consentimiento del individuo antes de la exploración. Los profesionales deben asegurarse de recibir formación en gobernanza de la información y actuar de acuerdo con los protocolos del empleador local.

TRASTORNOS MUSCULOESQUELÉTICOS RELACIONADOS CON EL TRABAJO (TMERT)

Debido a la naturaleza repetitiva de la imagenología mamaria y al hecho de que realizar una mamografía es una actividad notablemente física, se debe tener mucho cuidado para apoyar el bienestar del personal de mamografía. Las áreas comunes del cuerpo que pueden verse afectadas por el dolor musculoesquelético en los profesionales incluyen las manos, muñecas, codos, hombros, cuello y parte baja de la espalda, aunque esta lista no es exhaustiva[1] (**Figura 1.6**).

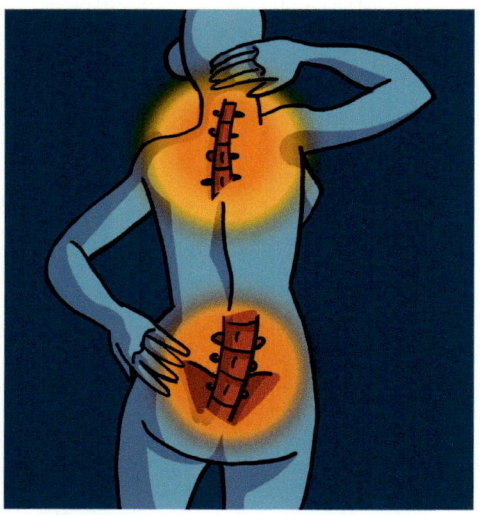

Figura 1.6 Representación diagramática de las áreas comunes del cuerpo que pueden verse afectadas por el dolor musculoesquelético.

Responsabilidad

Es responsabilidad de los individuos adoptar las mejores prácticas para su propia salud y seguridad, así como la de sus compañeros de trabajo, para garantizar que se utilicen prácticas seguras al realizar mamografías y llevar a cabo otras tareas relacionadas con la imagen. La salud y seguridad de todos los profesionales que realizan mamografías es de suma importancia, y la Ley de Responsabilidad del Empleador establece que es responsabilidad del empleador velar por la salud y seguridad de sus empleados mientras están en el trabajo.[5] Desde una perspectiva de salud ocupacional, la prevención es más efectiva que el tratamiento para los TMERT.

Con la creciente carga de trabajo en la imagenología mamaria y la necesidad de mantener una calidad de imagen constantemente alta para ayudar en la detección del cáncer, es probable que los profesionales adopten posturas inusuales cuando están presionados por el tiempo, aunque el posicionamiento debería ser idealmente eficiente y oportuno para reducir el riesgo de lesiones.[5]

Las recomendaciones ergonómicas para que el equipo de gestión considere limitar los efectos de los TMERT deben incluir la consideración de lo siguiente:

- tamaño y diseño de la sala, equipo;
- programa de citas;
- rotación de personal y patrones de trabajo.

Se debe realizar una evaluación de riesgos para identificar medidas sensatas que controlen el riesgo en el lugar de trabajo. Las recomendaciones ergonómicas para el individuo incluirán la conciencia de las áreas propensas a lesiones relacionadas con el trabajo, así como el conocimiento de documentos de investigación y orientación para promover buenas prácticas ergonómicas.[5,6]

Mejores Prácticas

Es importante identificar posturas alternativas para los profesionales durante la realización de mamografías, lo que puede ayudar a reducir el riesgo de TMERT. Una buena comunicación con la persona permitirá que se mueva de forma independiente en lugar de ser movida por el profesional, reduciendo así el potencial de incomodidad o lesiones.

Los profesionales deben asegurarse de estar familiarizados con la ubicación de los controles de la unidad de rayos X, para no estirarse innecesariamente. Deben intentar no usar los mismos dedos para presionar el botón de exposición. Existen diferentes diseños de controles de exposición, que implican distintos tipos de movimiento. Seleccionar un medio de control apropiado puede evitar lesiones.[1]

Antes de posicionar a un individuo, se debe asegurar que los pedales de pie estén colocados correctamente para que no sea necesario estirar las extremidades. Se podría considerar una posición sentada para el examen, tanto para el individuo como para el profesional. Esto requerirá ayudas y un suelo adecuados. Cada profesional debe ajustar la altura de su asiento y la proximidad para adaptarse a cada individuo, y cada uno debe evitar la hiperextensión de los codos y los hombros. Las ruedas del taburete deben seleccionarse para proporcionar el nivel adecuado de agarre para el tipo de suelo (**Figura 1.7a,b**).

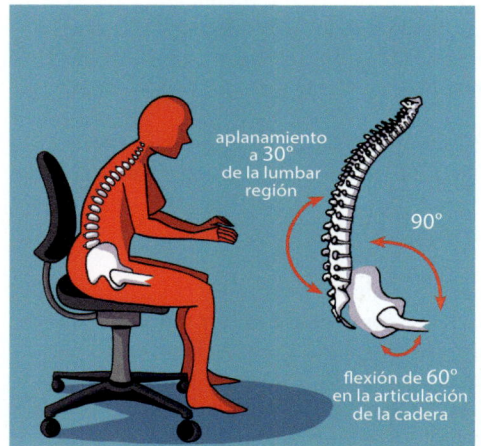

Sentarse de manera convencional en un ángulo de 90/90 grados puede causar muchos problemas de salud crónicos.

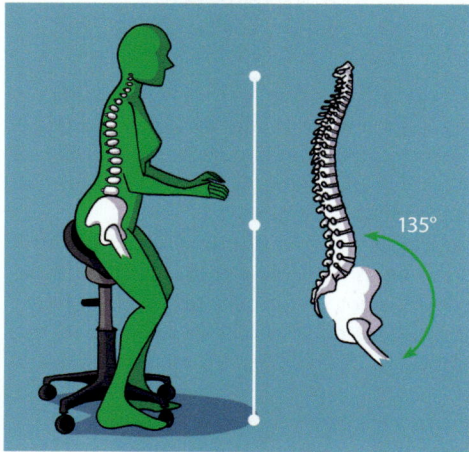

En una silla de silla de montar dividida, se puede mantener automáticamente una buena y saludable postura, si se utiliza la silla correctamente.

Figura 1.7 Representación diagramática de (a) la disposición convencional y (b) la disposición sugerida en una silla de montar para apoyar una postura saludable.

Entre individuos, el profesional podría alternar la posición inicial de sentado a de pie para reducir la repetición siempre que sea posible.[1]

Al posicionar a una persona, se debe utilizar toda la mano, o la mayor parte de la mano posible, para posicionar la mama, en lugar de depender del pulgar y el índice. Se debe evitar el uso innecesario de los controles de compresión manual para prevenir la tensión en la muñeca (**Figura 1.8**).

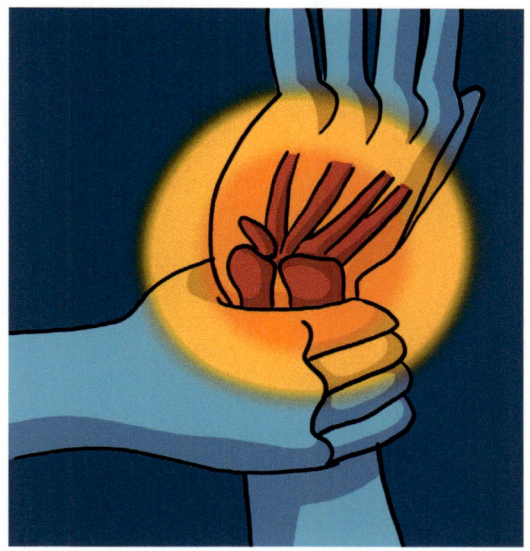

Figura 1.8 Representación diagramática de las áreas comunes de esguince de muñeca.

Consideraciones Adicionales

Donde sea posible, se debe ajustar la altura de la estación de adquisición de modalidades. Algunos fabricantes han introducido tecnología de pantalla táctil para reducir el uso de teclados.

Deben estar disponibles dos practicantes cuando personas con necesidades adicionales (por ejemplo, una persona en silla de ruedas) asistan a la mamografía.

Aspectos clave de la práctica de mamografía

La observación de los compañeros y la oferta de retroalimentación para corregir técnicas inadecuadas y una mala adopción de la postura es valiosa y debe considerarse una buena práctica.

El equipo adicional debe almacenarse a la altura de la cintura para reducir la flexión y el estiramiento.

Notas

Para reducir los TMERT, la Agencia de Salud y Seguridad Laboral del Reino Unido recomienda que los empleados realicen ejercicios antes del inicio de la jornada laboral y durante sus micro-pausas entre exámenes. Los empleados pueden querer buscar orientación de colegas de salud ocupacional.

PRÁCTICAS LABORALES

La prevención y control de infecciones es el uso de prácticas seguras y formas de trabajo que ayudan a prevenir o reducir infecciones en entornos sanitarios. Los buenos estándares de prevención y control de infecciones son esenciales para salvaguardar la salud y seguridad de todas las personas, miembros del público y personal, y son un deber legal de los hospitales. Todo el personal tiene la responsabilidad de tener un conocimiento práctico y demostrar cumplimiento con las directrices del empleador y del gobierno para la prevención y control de infecciones.[7,8] El hospital puede recibir una notificación de mejora por incumplimientos en los estándares.[9] Los departamentos de mamografía podrían considerar el desarrollo de un papel de practicante vinculado al equipo de control de infecciones para apoyar la provisión de asesoramiento y orientación actual sobre el control de infecciones.[10]

Precauciones estándar

Las precauciones estándar consisten en lo siguiente:[1,11]

- correcta higiene de manos;
- uso seguro del equipo de protección personal (EPP), que puede incluir guantes, batas impermeables, delantales de plástico, mascarillas, pantallas faciales y protección ocular;
- manipulación segura de sangre y fluidos corporales;
- seguridad en objetos punzantes;
- limpieza y descontaminación seguras;
- limpieza ambiental;
- manipulación y eliminación seguras de residuos y ropa;
- higiene respiratoria.

Para reducir infecciones prevenibles

Las infecciones asociadas a la asistencia sanitaria (IAAS) son infecciones que se contraen como resultado directo del tratamiento o del contacto en un entorno sanitario,[11] pero muchas son prevenibles. Mantenerse bien informado sobre las últimas directrices sobre la propagación de infecciones y las estrategias de prevención es esencial para un programa exitoso de prevención de infecciones. Las instrucciones/protocolos clave de trabajo que se deben leer y demostrar el cumplimiento si se trabaja en el entorno sanitario incluyen:

- Protocolo de Higiene de Manos;
- Política de Equipo de Protección Personal (EPP);[7]
- Política de guantes;
- Uso y eliminación segura de objetos punzantes;
- Lesiones por objetos punzantes y salpicaduras;
- Política de descontaminación;
- Política de Código de Vestimenta.

Dolor bajo el pecho – Intertrigo

Algunas personas tendrán una erupción debajo de los senos o entre algunos de los pliegues de su piel. Esto suele ser causado por una afección cutánea común llamada intertrigo, cuyas principales causas son la humedad, el calor y la fricción entre los pliegues de la piel. El profesional a menudo puede encontrar la piel del individuo enrojecida, agrietada y supurante. Como profesional, se debe tener mucho cuidado al posicionar para una mamografía para evitar desgarrar esta piel frágil.[11]

Consideraciones Adicionales

El virus SARS-CoV-2 identificado junto con la enfermedad asociada COVID-19 inició una pandemia en 2019. Esto trajo unas consideraciones y orientaciones adicionales para el personal que trabaja en entornos sanitarios, lo que supuso cambios considerables en lo que ahora es la práctica estándar. Todos los empleadores del sector sanitario tienen la responsabilidad de cumplir con las directrices gubernamentales más actualizadas y garantizar que todo el personal tenga acceso a ellas y cumpla con las directrices para reducir la propagación de infecciones en el lugar de trabajo.[10,11]

También se debe tener en cuenta la importancia del cuidado y la limpieza del equipo y del entorno en el que se encuentra. Se deben seguir los protocolos locales para garantizar y promover prácticas seguras. Cuando se utilicen unidades móviles para la prestación de servicios remotos, puede ser útil considerar el diseño de la unidad móvil.[12]

Notas

Todos los reguladores de la asistencia sanitaria tienen la responsabilidad de monitorizar, inspeccionar y regular los servicios para garantizar que cumplan con los estándares fundamentales de calidad y seguridad, y de publicar lo que encuentran, incluyendo las calificaciones de rendimiento, para ayudar a las personas a elegir la atención. Se requiere que los reguladores definan cómo es una atención buena y excepcional y que aseguren que los servicios cumplan con los estándares fundamentales por debajo de los cuales la atención nunca debe caer.

COMPRESIÓN MAMARIA

Consideraciones Esenciales

La mama se comprime a un nivel que puede ser tolerado por el individuo dentro de los estándares requeridos: entre 9 y 13 daN,[13] y permaneciendo por debajo del nivel máximo de 20 daN.[11,13–15] Es importante garantizar la estandarización del grosor de la mama/nivel de compresión para cada individuo en cada asistencia. Esto es para permitir una experiencia consistente y para producir imágenes de mamografía que se puedan comparar en cada asistencia.[16]

Para la aplicación de la compresión, el profesional puede operar el dispositivo de compresión controlado a distancia por el pie, o bien la persona puede controlar el dispositivo de compresión manual (bajo la supervisión del profesional) si está disponible en el equipo. Se debe tener un cuidado extremo al aplicar la compresión para asegurar que la exposición sea inminente, garantizando que la persona permanezca bajo compresión el menor tiempo posible. La compresión debe liberarse tan pronto como finalice la exposición. Es importante que el seno esté posicionado de manera óptima, de lo contrario, la compresión será innecesariamente dolorosa y puede causar una reducción en la participación sucesiva en el Programa de Detección del Cáncer de Mama.[17–20]

Consideraciones Adicionales

La cantidad de presión ejercida sobre la mama del individuo es la cantidad de fuerza aplicada al tejido mamario dividida por el área del tejido mamario que se está comprimiendo. Así, una persona con senos más pequeños recibiría una presión mayor que una persona con senos más grandes para la misma cantidad de fuerza aplicada; esto podría causar una cantidad innecesaria de incomodidad sin ningún beneficio adicional para la calidad.[11,19,20]

Notas

Es importante que la mama esté posicionada de manera óptima, o la compresión será innecesariamente incómoda.

Estandarizar la compresión (10 kPa con un rango de 7–15 kPa) para un individuo con el fin de permitir una experiencia consistente y producir imágenes de mamografía que sean comparables entre las visitas al Programa de Detección del Cáncer.

REFERENCIAS

1. Whitley, S.A., Dodgeon, J., Meadows, A., Cullingworth, J., Holmes, K., Jackson, M., Hoadley, G., y Kulshrestha, R. *Procedimientos de Clark en Imagen Diagnóstica: Un Enfoque Basado en Sistemas*. CRC Press, 2020.

2. Salud Pública Inglaterra. Detección de cáncer de mama: guía para técnicos de mamografía. 2020. Disponible en: https://www.gov.uk/government/publications/breast-screening-quality-assurance-for-mammography-and-radiography.

3. El Royal College of Radiologists. IR(ME)R: Implicaciones para la práctica clínica en imagenología diagnóstica, radiología intervencionista y medicina nuclear diagnóstica. BFCR(20)3. 2020. Disponible en: https://www.rcr.ac.uk/publication/irmer-implications-diagnostic-imaging-interventional-radiology-diagnostic-nuclear-medicine.

4. La Sociedad de Radiografistas. Obtención de consentimiento: una guía clínica para el personal de imagenología diagnóstica y radioterapia. 2020. Disponible en: https://www.sor.org/learning-advice/professional-body-guidance-and-publications/documents-and-publications/policy-guidance-document-library/obtaining-consent-a-clinical-guideline-for-the-dia.

5. Gobierno de Su Majestad. La Ley de Responsabilidad del Empleador. 1969. Disponible en: https://www.legislation.gov.uk/ukpga/1969/57/contents.

6. Salud Pública Inglaterra. Mamografía de detección de cáncer de mama: buenas prácticas ergonómicas. 2018. Disponible en: https://www.gov.uk/government/publications/breast-screening-ergonomics-in-screening-mammography/breast-screening-mammography-ergonomics-good-practice.

7. Agencia de Salud y Seguridad Laboral. Regulaciones sobre el equipo de protección personal (EPP) en el trabajo a partir del 6 de abril de 2022. Disponible en: https://www.hse.gov.uk/ppe/ppe-regulations-2022.htm.

8. NHS Inglaterra. Prevención y control de infecciones nacional. 2022. Disponible en: https://www.england.nhs.uk/publication/national-infection-prevention-and-control.

9. Ley de Salud y Atención Social de 2012. Disponible en: https://www.legislation.gov.uk/ukpga/2012/7/contents/enacted.

10. Instituto Nacional para la Salud y la Excelencia en la Atención (NICE). Infecciones asociadas a la asistencia sanitaria: prevención y control [PH36]. 2011. Disponible en: https://www.nice.org.uk/guidance/ph36.

11. Mercer, C., Hogg, P., y Kelly, J. *Mamografía Digital: Un Enfoque Holístico*. 2ª edición. Reino Unido: Springer, 2022.

12. Centro Nacional de Coordinación para la Física de la Mamografía (NCCPM). Consejos sobre el cuidado y mantenimiento del equipo de mamografía y remolques del Programa de Detección de Cáncer de Mama del NHS cuando no están en uso durante un período prolongado. 2020. Disponible en: https://medphys.royalsurrey.nhs.uk/nccpm/files/other/Advice-X-ray-equipment-V11b.pdf.

13. Hogg, P., Taylor, M., Szczepura, K., Mercer, C., y Denton, E. Presión y grosor mamario en mamografía: un estudio de calibración exploratorio. *El British Journal of Radiology* 2013;**86**(1021):20120222. https://doi.org/10.1259/bjr.20120222.

14. Smith, H., Szczepura, K., Mercer, C., Maxwell, A., y Hogg, P. ¿Aumenta la elevación del receptor de imagen la huella del receptor mamario y mejora el equilibrio de presión? *Radiografía* 2015;**21**(4):359–363. https://doi.org/10.1016/j.radi.2015.02.001.

15. Iniciativa de la Comisión Europea sobre el Cáncer de Mama. Directrices europeas sobre la detección y diagnóstico del cáncer de mama. 2021. Disponible en: https://healthcare-quality.jrc.ec.europa.eu/ecibc/european-breast-cancer-guidelines.

16. Whelehan, P., Evans, A., Wells, M., y Macgillivray, S. El efecto del dolor en la mamografía sobre la participación repetida en la detección del cáncer de mama: una revisión sistemática. *Mama* 2013;**22**(4):389–394.

17. Agius, E.C., y Naylor, S. Técnicas de compresión mamaria en la mamografía de detección – un proyecto de evaluación maltés. *Radiografía* 2018;**24**(4):309–314.

18. Moshina, N., Bjørnson, E.W., Holen, Å.S., Larsen, M., Hansestad, B., Tøsdal, L., y Hofvind, S. ¿Ángulo del tubo de rayos X estandarizado o individualizado para la proyección oblicua medio-lateral en mamografía digital? *Radiografía* 2022;**28**(3):772–778.

19. De Groot, J.E., Broeders, M.J.M., Branderhorst, W., den Heeten, G.J., y Grimbergen, C.A. Un nuevo enfoque para la compresión mamaria en mamografía: estandarización mejorada y reducción del malestar mediante el control de la presión en lugar de la fuerza. *Física Médica* 2013;**40**(8):081901.

20. Branderhorst, W., de Groot, J.E., Neeter, L.M., van Lier, M.G., Neeleman, C., den Heeten, G.J., et al. Equilibrio de fuerzas en la compresión mamográfica. *Física Médica* 2016;**43**(1):518.

SECCIÓN 2

PROYECCIONES MAMOGRÁFICAS DE RUTINA

PROYECCIONES HABITUALES: CRANEOCAUDAL (CC)

Esta proyección muestra la mayor parte de la mama, excluyendo la porción posterior superior, la cola axilar y la porción medial extrema, que contiene menos tejido glandular que la porción lateral. La proyección se describe con la persona de pie, pero se puede lograr con la persona sentada o en una silla de ruedas.

Posición del individuo y del receptor de imagen

La persona se sitúa frente al equipo de mamografía, que apunta verticalmente hacia abajo, con los brazos a los lados y los pies mirando hacia adelante, ligeramente separada del receptor de imagen (**Figura 2.1**).

La persona gira la cabeza en dirección opuesta al lado que se está examinando, y baja el hombro del lado que se está examinando para favorecer la cobertura de la porción lateral posterior de la mama. Esto hará que el cuadrante externo de la mama entre en contacto con el receptor de imagen y relaje el músculo pectoral. El receptor de imagen se coloca a la altura de su pliegue infra-mamario (PIM).

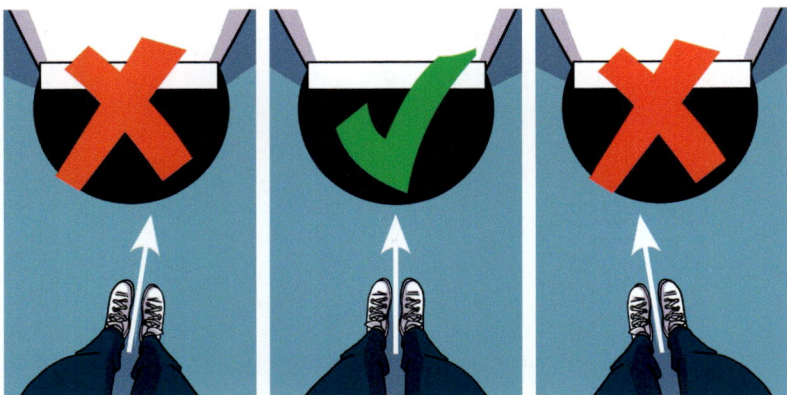

Figura 2.1 Posición de los pies del individuo en relación con el receptor de imagen. (Modificado de Mercer et al., 2022. Con permiso.)

El profesional se sitúa en el lado que no se está examinando y levanta el pecho de la persona en la palma de su mano. A continuación, el receptor de imagen deberá elevarse ligeramente para elevar el pecho por encima del nivel del IMF en alrededor de 1-2 cm para garantizar una distribución uniforme de la presión en el tejido mamario.[2] Es importante asegurarse de que la altura del receptor de imagen optimice la cantidad máxima de tejido mamario en el receptor de imagen, al mismo tiempo que se garantiza que el pezón permanezca en la línea media del detector y en perfil[2,3] (**Figura 2.2**).

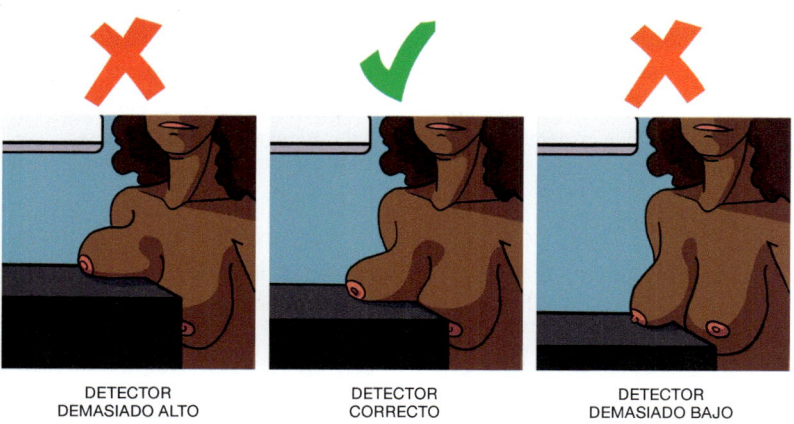

| DETECTOR DEMASIADO ALTO | DETECTOR CORRECTO | DETECTOR DEMASIADO BAJO |

Figura 2.2 Posición correcta del detector/receptor de imagen para la posición craneocaudal. El diagrama izquierdo muestra la posición demasiado alta, mientras que el diagrama derecho muestra la posición demasiado baja. (Modificado de Mercer et al., 2022. Con permiso.)

A continuación, se debe verificar la posición de la mama para asegurarse de que el pezón permanezca en perfil (**Figura 2.3**).

El pecho se comprime a un nivel que puede ser tolerado dentro de los estándares requeridos: entre 9 y 13 daN,[3] y manteniéndose por debajo del nivel máximo de 20 daN.[4–6] Es importante asegurar la estandarización del grosor de la mama/nivel de compresión para cada persona en cada cita. Esto es para garantizar una experiencia consistente y producir imágenes de mamografía que puedan compararse en cada cita.[6]

La compresión debe liberarse tan pronto como termine la exposición. Es importante que la mama esté posicionada de forma óptima, o la compresión

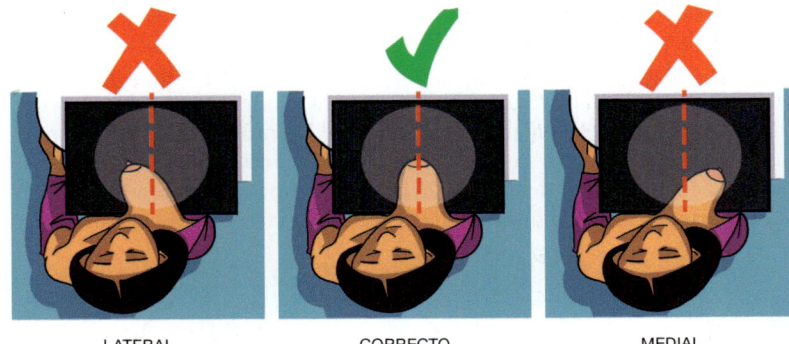

| LATERAL | CORRECTO | MEDIAL |

Figura 2.3 Posición correcta del pezón en la posición craneocaudal. El diagrama izquierdo ilustra que la mama necesita ser rotada lateralmente, mientras que el diagrama derecho ilustra que la mama necesita ser rotada medialmente. (Modificado de Mercer et al., 2022. Con permiso.)

será innecesariamente dolorosa y puede provocar una reducción en la participación sucesiva en el Programa de Detección del Cáncer de Mama.[7,8]

Características esenciales de la imagen

Las imágenes deben ser simétricas con una compresión adecuada (**Figura 2.4**) para mantener la mama en posición sin movimiento, demostrando lo siguiente:

- bordes medial y lateral;
- aspecto posterior de la mama;
- parte de la cola axilar;
- sombra del músculo pectoral;
- pezón en perfil y mostrado en la línea media de la imagen;
- sin pliegues cutáneos en el tejido mamario ni artefactos que obstruyan la imagen.

Consideraciones Adicionales

El pezón debe mostrarse en al menos una vista (CC y/o MLO). Puede que no esté de perfil debido a una altura incorrecta del receptor de imagen:[1]

- si está demasiado bajo, el pezón se inclinará por debajo del tejido mamario;
- si está demasiado alto, el pezón quedará por encima del tejido mamario.

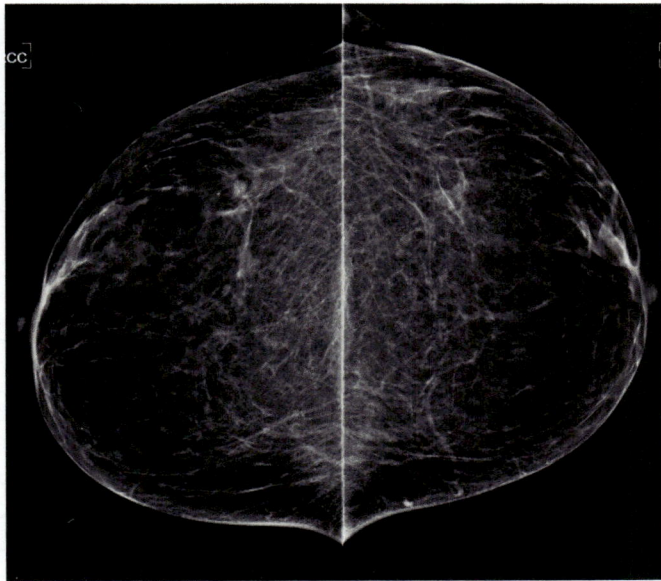

Figura 2.4 Imágenes de mamografía craneocaudal izquierda y derecha. (Reproducido de Whitley et al., 2020.)

En ocasiones, la piel en la parte inferior de la mama puede quedar atrapada en el surco inframamario.

Es esencial una proyección adicional de esta área si el pezón no está de perfil, si no se puede mejorar sin perder la visualización del tejido mamario y no hay una representación clara en la proyección MLO.[1,5] Esto puede deberse a factores fuera del control del individuo y de los profesionales, como por ejemplo, cirugías previas.

Notas

- Los controles de exposición automáticos se utilizan para la mamografía estándar/rutinaria.
- Si se van a realizar imágenes de implantes o dispositivos médicos, será necesario ajustar la configuración.

PROYECCIONES DE RUTINA: OBLICUA MEDIO LATERAL (MLO)

Esta proyección muestra la mayor cantidad de tejido mamario de cualquier proyección única. En un examen completo de mama, debe haber una reproducción visualmente nítida de toda la mama glandular, una reproducción visualmente nítida del tejido cutáneo y subcutáneo, y el pezón debe estar paralelo al receptor de imagen.[4,5] La proyección se describe con la persona de pie, pero se puede lograr con la persona sentada o en una silla de ruedas.

Posición del individuo y del receptor de imagen

Es importante reconocer que cada individuo es diferente, comenzando con el ángulo del sistema de mamografía alrededor de 45° o 50°. El profe-

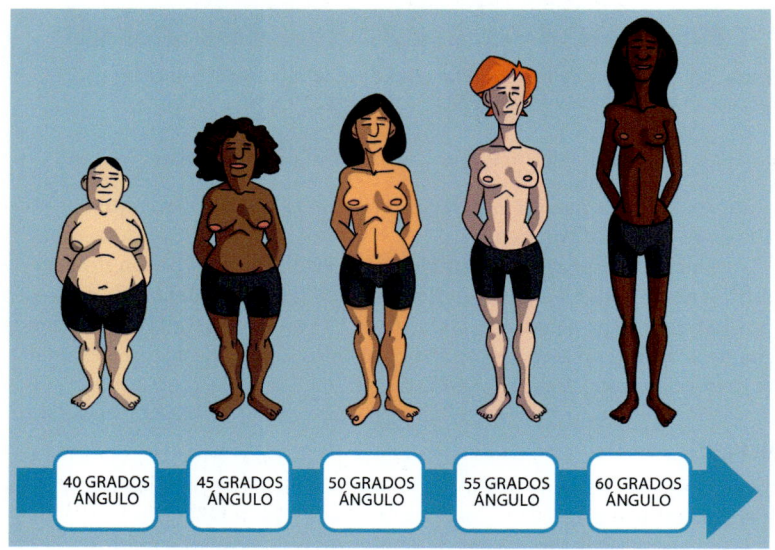

Figura 2.5 Angulación oblicua medio-lateral inicial. (Modificado de Hogg, P., Kelly, J. y Mercer, C. *Mamografía Digital: Un Enfoque Holístico.* 2015. Londres: Springer. Con permiso.)

sional luego se adaptará al ángulo del cuerpo y la altura del individuo[3,7,9–12] (**Figura 2.5**). Esto es importante para garantizar que se obtengan imágenes de alta calidad con una dosis de radiación mínima y una molestia mínima para el individuo.

La persona se sitúa frente al equipo, con los pies separados para mayor estabilidad y el borde lateral de su caja torácica alineado con el receptor de imagen. Es en este punto donde se puede ajustar el ángulo del receptor de imagen para alinearlo con la persona[1,6] (**Figura 2.6**).

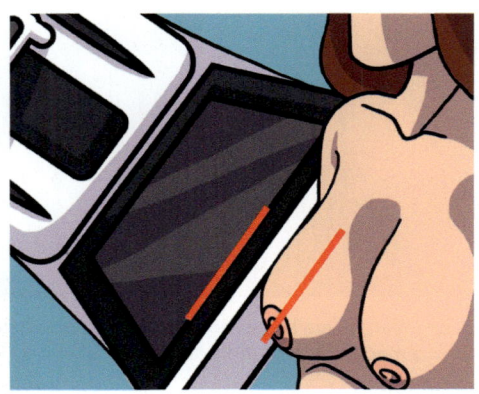

Figura 2.6 Ajuste de angulación oblicua medio-lateral. (Modificado de Mercer et al., 2022. Con permiso.)

Con el brazo del individuo colocado en la parte superior de la plataforma del receptor de imagen, con el codo flexionado y relajado detrás de él (**Figura 2.7a y b**), la altura del receptor de imagen se ajusta para que el borde inferior de la mama esté aproximadamente 2-3 cm por encima del borde del receptor de imagen. La mama de la persona se lleva hacia adelante y se extiende suavemente hacia arriba y hacia afuera para asegurar que entre en contacto con el receptor de imagen. Al inclinar a la persona hacia adelante, el hombro del lado de la exploración se levanta y se extiende para asegurar la inclusión de la axila, la cola axilar y la mayor cantidad posible del tejido mamario.[1]

El profesional mantiene una elevación hacia arriba y hacia afuera en la mama bajo examen, mientras que la otra mano retira suavemente cualquier pliegue cutáneo, especialmente entre el aspecto lateral de la mama y el

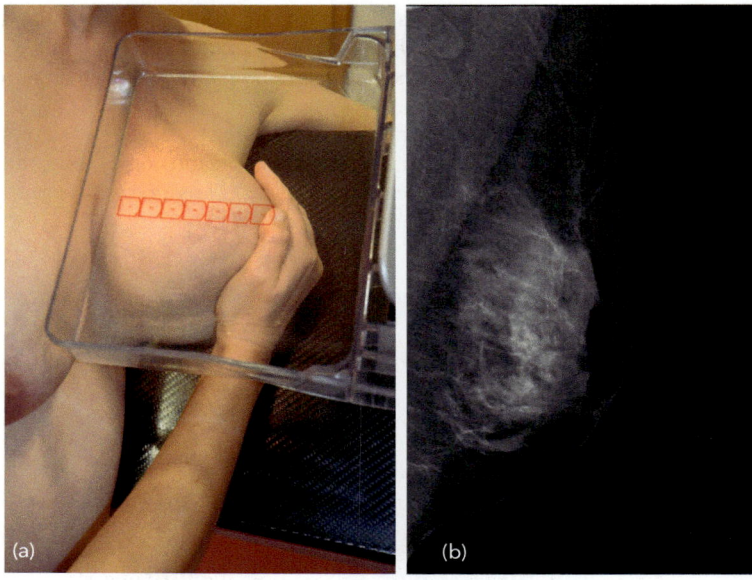

Figura 2.7 (a) Posicionamiento para la proyección oblicua medio-lateral. (b) Imagen de la proyección oblicua medio-lateral. (Reproducido de Whitley et al., 2020.)

receptor de imagen detrás de ella. Se aplica compresión, asegurando que esta se ajuste al ángulo de la cabeza humeral y la pared torácica. Se debe tener mucho cuidado de no causar dolor a la persona, habitualmente alrededor de las costillas o el esternón. Durante la aplicación inicial de la compresión, se requiere un ligero movimiento hacia el lado opuesto del cuerpo de la persona hasta que la paleta de compresión toque la mama bajo examen, luego la persona puede girar hacia adentro. Cuando la compresión está casi completa, el profesional retira su mano y realiza una última comprobación de pliegues cutáneos; quitar prematuramente la compresión hará que la mama se caiga.[1]

La mama se comprime hasta un nivel que pueda ser tolerado dentro de los estándares requeridos, entre 9 y 13 daN,[3] y manteniéndose por debajo del nivel máximo de 20 daN.[4–6] Es importante asegurar la estandarización del grosor de la mama/nivel de compresión para cada persona en cada cita para garantizar una experiencia consistente y producir imágenes mamográficas que puedan compararse en cada cita.[5]

La compresión debe liberarse tan pronto como termine la exposición. Es importante tener en cuenta que el pecho debe estar posicionado de manera óptima, o la compresión será innecesariamente dolorosa y puede influir en la participación sucesiva en el Programa de Detección del Cáncer de Mama.[7,8]

Características esenciales de la imagen

Las imágenes deben ser simétricas (**Figura 2.8**) con una compresión adecuada para mantener firmemente la mama en su lugar sin movimiento y demostrar:

- axila, cola axilar, tejido glandular, músculo pectoral y pliegue inframamario;
- músculo pectoral en un ángulo apropiado a lo ancho de la imagen entre 20° y 35°;
- pezón de perfil y mostrado en la línea media de la imagen; normalmente se demostrará en al menos una vista (CC y/o MLO);
- sin pliegues cutáneos en el tejido mamario ni en las estructuras superpuestas/artefactos que oculten la imagen.

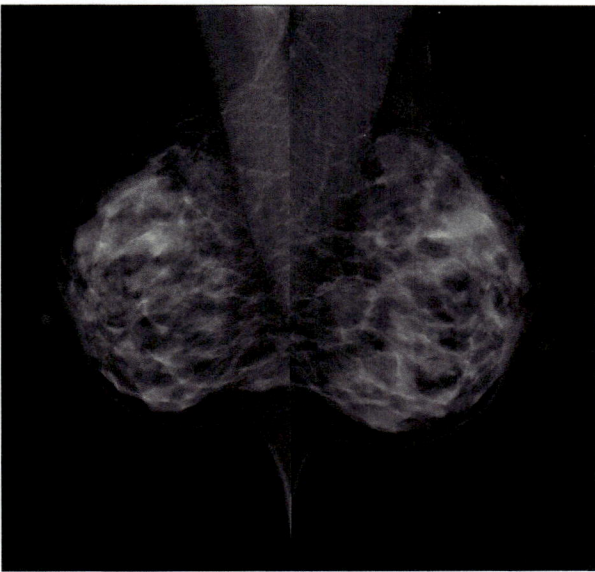

Figura 2.8 Imágenes de mamografía oblicua medio lateral izquierda y derecha. (Reproducido de Whitley et al., 2020.)

Consideraciones Adicionales

Si el área axilar no se muestra claramente, el receptor de imagen estaba demasiado bajo; asegúrese de que el pezón esté a un tercio de la altura del receptor de imagen.

Si el músculo pectoral no se muestra claramente, esto se debe a que la persona no se inclina hacia el receptor de imagen y no extiende el brazo y el hombro sobre el receptor de imagen de manera adecuada.

No todo el tejido mamario puede ser demostrado debido a una posición incorrecta; esto se puede corregir en las siguientes situaciones:

- Falta de pliegue inframamario: coloque a la persona más adelante del receptor de imagen.
- Falta el aspecto inferior de la mama: alinee los pies y las caderas de la persona con el resto de su cuerpo.
- Falta el borde inferior de la mama en la imagen: baje la altura del receptor de imagen o asegúrese de no soltar la mama antes de aplicar una compresión adecuada.
- Pezón no en perfil: asegúrese de que el cuerpo del individuo esté paralelo al receptor de imagen. Si está demasiado hacia adelante, el pezón girará bajo el tejido mamario; si está demasiado hacia atrás, el pezón quedará por encima de la línea media y no se demostrará todo el tejido mamario.

Notas

- Normalmente, se utilizan controles de exposición automáticos para mamografías estándar/rutinarias.
- Si se van a realizar imágenes de implantes o dispositivos médicos, será necesario ajustar la configuración.
- La decisión de realizar o no una repetición de la imagen debe tomarse de acuerdo con los protocolos específicos del departamento y las regulaciones de radiación ionizante.

TOMOSÍNTESIS

La tomosíntesis mamaria digital o TMD es una técnica de imagen mamaria en 3D. Se adquieren muchas imágenes de una mama comprimida, desde múltiples ángulos (**Figura 2.9**), y luego se reconstruyen para su visualización. La mamografía convencional es una modalidad de imagen en 2D, por lo tanto, en ocasiones, las patologías pueden quedar enmascaradas o malinterpretadas debido a la superposición de estructuras. La TMD tiene como objetivo superar o reducir este efecto de solapamiento mediante la adquisición de imágenes en numerosos ángulos diferentes. Los datos pueden ser reconstruidos para mostrar cortes individuales o como una imagen en movimiento.

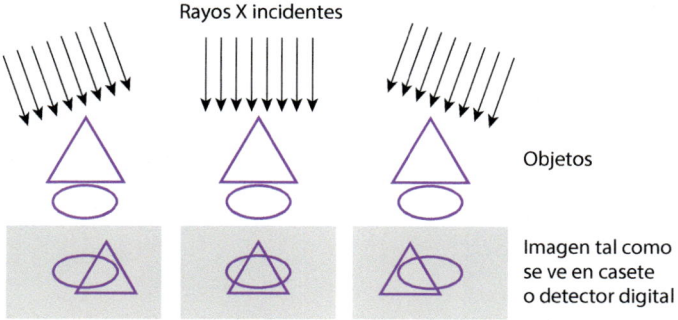

Figura 2.9 Representación diagramática de la imagen de tomosíntesis. (Reproducido de Whitley et al., 2020.)

Posicionamiento del individuo y del receptor de imagen

Se requieren explicaciones detalladas para garantizar el cumplimiento, ya que el tiempo de exposición, y por lo tanto la compresión, es ligeramente más largo que en la mamografía convencional. La persona será posicionada como en una o ambas proyecciones de mamografía de rutina: MLO y CC. La adquisición de imágenes seguirá un protocolo estándar determinado por el fabricante del equipo. Esto puede incluir:

■ Seleccionar los datos demográficos individuales apropiados de la lista de trabajo o introducir los datos manualmente.

- Seleccionar el protocolo adecuado de la base de datos.
- Posicionar al individuo, tubo de mamografía y receptor de imagen (**Figura 2.10a**).
- Realice una adquisición de exploración para confirmar el posicionamiento, la colimación y la técnica; se pueden tomar múltiples exploraciones para un mejor posicionamiento o para mejorar los parámetros técnicos.
- Posicionar automáticamente el tubo de mamografía en la posición inicial.
- Presione y mantenga presionado el botón de exposición hasta que la exploración haya terminado y las adquisiciones estén completas (**Figura 2.10b**).

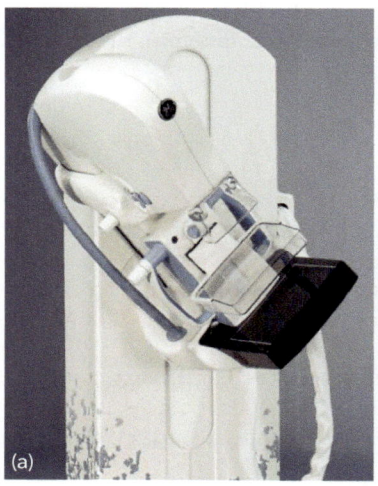
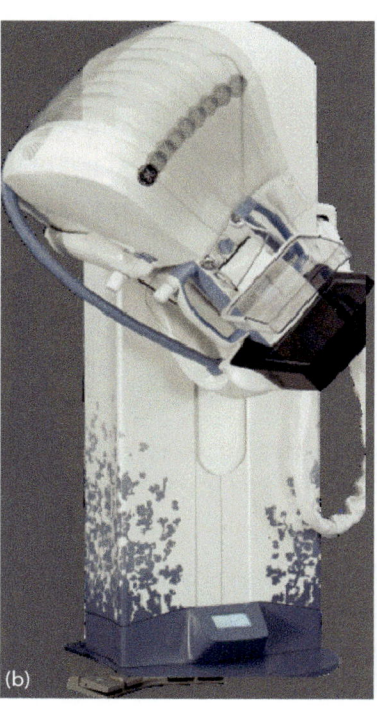

Figura 2.10 Representación diagramática del equipo estacionario (a) y en movimiento (b). (Reproducido de Whitley et al., 2020.)

Características esenciales de la imagen

Esto será como se describe para las proyecciones de rutina para el CC y el MLO.

Consideraciones Adicionales

Dado que la realización de TMD lleva un poco más de tiempo que una mamografía estándar, con la toma de imágenes CC y MLO, la compresión mamaria se mantendrá durante un período más prolongado, aunque se requiere una compresión ligeramente menor.

El uso de imágenes de mamografía digital de campo completo en 2D (MDCC) junto con imágenes de TMD en 3D en ambas proyecciones es controvertido y actualmente no es aceptable en la detección rutinaria de cáncer de mama. Esto puede superarse reconstruyendo la imagen en 2D a partir del conjunto de datos en 3D, lo que produce una imagen sintética en 2D.

La TDM puede utilizarse en las unidades de mama diagnóstica y en los servicios de proveedores privados.

Notas

Un ensayo en el Programa de Detección de Cáncer de Mama del NHS del Reino Unido comparó la TMD con la mamografía digital.[13] El ensayo concluyó que, si bien la especificidad mejoró con TMD y 2D en comparación con 2D solo, la sensibilidad solo mejoró ligeramente. Además, se indicó que el 2D sintético parecía ser comparable al 2D estándar, y los autores recomendaron realizar más estudios para comparar el 2D y el 2D sintético para diferentes tipos de lesiones.

En el futuro, es posible que la TMD reemplace la mamografía digital 2D convencional, especialmente en la detección personalizada para aquellas personas con alto riesgo, incluidas aquellas con parénquima mamario denso.

EL PECHO AUMENTADO

Dado que los implantes mamarios son radiopacos, a menudo no es posible visualizar el tejido mamario, lo que supone un importante desafío de imagen para el profesional. Aquellas personas con implantes mamarios que acuden a mamografías deben ser conscientes de la naturaleza limitada del examen mamográfico realizado en ellas y el departamento de imagen debe seguir una política al respecto.[14] Aprender lo que es normal en su propia mama es esencial para las mujeres con implantes mamarios.

La ubicación anatómica del implante mamario suele ser subglandular o submuscular (**Figura 2.11**). Los implantes que se colocan debajo del músculo pectoral pueden interferir menos con la imagen de mamografía.[15]

CÓMO FUNCIONAN LOS IMPLANTES MAMARIOS
IMPLANTE SUBGLANDULAR

CÓMO FUNCIONAN LOS IMPLANTES MAMARIOS
IMPLANTE SUBMUSCULAR

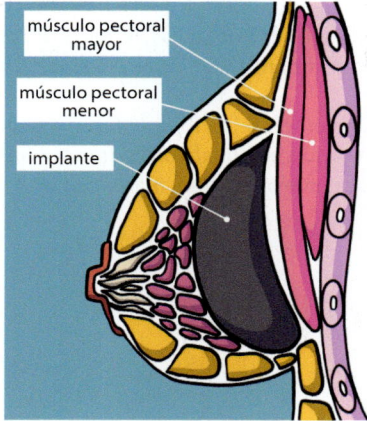

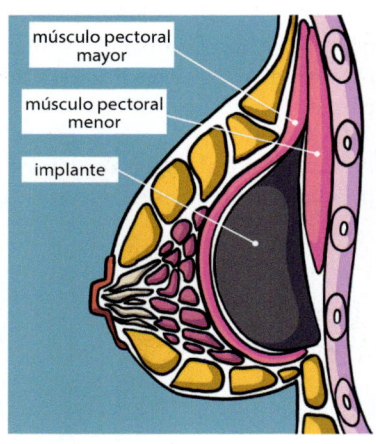

El implante se inserta sobre los músculos pectoral mayor y pectoral menor

El implante está completamente insertado debajo del músculo pectoral mayor y por encima del músculo pectoral menor.

Figura 2.11 Ilustración de la posición de los implantes mamarios.

Posicionamiento del individuo y del receptor de imagen

Utilizando la técnica estándar, la proyección MLO se realiza primero para identificar la posición del implante; esto puede ayudar en las decisiones sobre la imagen de esa persona. La mama se posiciona de manera rutinaria; sin embargo, solo se aplica una compresión mínima, hasta un punto en el que la mama se mantendrá en posición (alrededor de 4-5 daN).

Se debe establecer una exposición manual, ya que el dispositivo de control de exposición automática (CAE) no terminaría la exposición debido a la radio-opacidad del pecho. Cada fabricante proporcionará asesoramiento. La mamografía resultante se evalúa especialmente con respecto a los factores de exposición y se repite si es necesario.

La proyección CC se realiza para llegar lo más atrás posible en la pared torácica y mostrar tanto los bordes mediales como laterales. A continuación, se realiza una vista adicional en CC empleando la técnica de Eklund o de desplazamiento para mostrar el tejido mamario anterior con el implante desplazado hacia la parte posterior.[16]

Estas vistas se logran tirando del tejido mamario hacia adelante, lejos del implante. Al mismo tiempo, el implante se desplaza posteriormente contra la pared torácica para que esté fuera del campo de visión. El profesional luego aplica fuerza de compresión al tejido delante del implante (**Figura 2.12**).

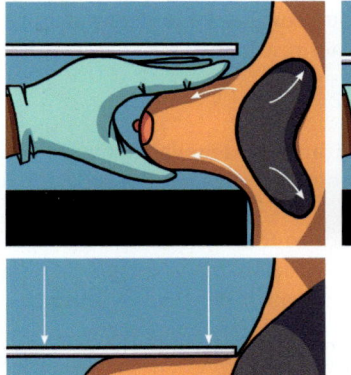
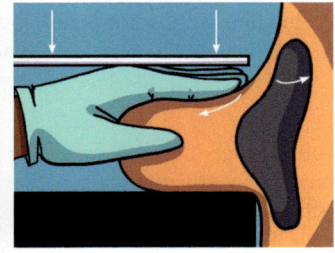

Figura 2.12 Demostración de la técnica de Eklund o de desplazamiento.

Características esenciales de la imagen

Normalmente, las proyecciones estándar CC y MLO se toman primero. La proyección de desplazamiento del implante, que también puede ser conocida como la técnica de 'empuje hacia atrás' (Eklund), proporciona una mejor imagen del tejido en la parte frontal del implante, mientras que las proyecciones estándar proporcionan imágenes del tejido detrás y debajo del implante, así como el área axilar inferior.[15]

Consideraciones Adicionales

Es importante explicar claramente a las personas la necesidad de obtener imágenes adicionales para poder visualizar la mayor cantidad de tejido mamario posible y aumentar la sensibilidad. Comprender la necesidad de imágenes adicionales promoverá el consentimiento informado.

Además, se debe considerar la importancia de una comunicación adecuada. Por ejemplo, decir "Desplazaré el tejido mamario hacia adelante y lejos del implante" en lugar de "Empujaré el implante hacia atrás contra la pared de su pecho". La elección de la terminología puede tener un impacto en la persona.

Los rellenos inyectables pueden utilizarse para la restauración de volumen y el contorneado corporal como alternativa al aumento de pecho con implantes. Antes de la imagen mamaria, es útil que el profesional sepa si se han utilizado rellenos mamarios o transferencia de grasa, ya que algunos productos pueden comprometer la visualización del tejido mamario y reducir la calidad diagnóstica de las imágenes resultantes.[16,17]

Notas

Las proyecciones tangenciales deben realizarse en aquellas personas con implantes mamarios y en aquellas que se someten a mamografías debido a un bulto localizado en el pecho.

La técnica de Eklund[16] es adecuada para aquellas personas en las que hay un gran volumen de tejido mamario en relación con la prótesis, o para aquellas que tienen su prótesis posicionada dentro del tejido glandular y delante del músculo pectoral (implante subglandular). La prótesis se desplaza (empujada hacia atrás) hacia la parte posterior del pecho mientras que el tejido mamario natural se estira hacia adelante sobre la placa receptora de la imagen para que solo el tejido mamario sea comprimido e imagen (**Figura 2.13**).[1]

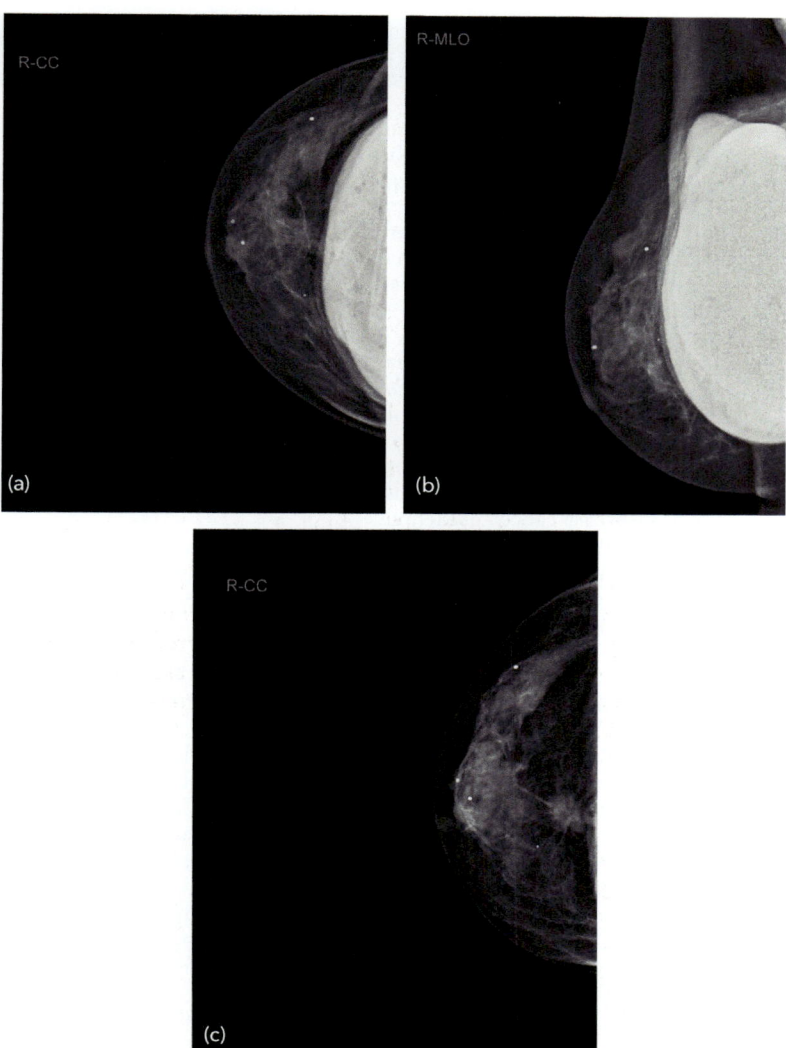

Figura 2.13 (a) Imagen rutinaria craneocaudal que muestra la apariencia de un implante mamario. (b) Imagen rutinaria oblicua medio lateral que muestra un pecho aumentado con la técnica de 'empuje hacia atrás'. (c) Imagen craneocaudal que demuestra un cáncer previamente oscurecido por un implante. (Reproducido de Whitley et al., 2020.)

REFERENCIAS

1. Whitley, S.A., Dodgeon, J., Meadows, A., Cullingworth, J., Holmes, K., Jackson, M., Hoadley, G., y Kulshrestha, R. *Procedimientos de Clark en Imagen Diagnóstica: Un Enfoque Basado en el Sistema*. CRC Press, 2020.

2. Smith, H., Szczepura, K., Mercer, C., Maxwell, A., y Hogg, P. ¿Elevar el receptor de imagen aumenta la huella del receptor mamario y mejora el equilibrio de presión?Radiografía *2015;* **21**(4):359–363. https://doi.org/10.1016/j.radi.2015.02.001

3. Hogg, P., Taylor, M., Szczepura, K., Mercer, C., y Denton, E. Presión y grosor mamario en mamografía: un estudio exploratorio de calibración. *The British Journal of Radiology* 2013;**86**(1021):20120222. https://www.birpublications.org/doi/10.1259/bjr.20120222

4. Iniciativa de la Comisión Europea sobre el Cáncer de Mama. Directrices europeas sobre detección y diagnóstico de cáncer de mama. 2021. Disponible en: https://healthcare-quality.jrc.ec.europa.eu/ecibc/european-breast-cancer-guidelines.

5. Public Health England. Mamografía de cribado: guía para técnicos de mamografía de cribado. 2020. Disponible en: https://www.gov.uk/government/publications/breast-screening-quality-assurance-for-mammography-and-radiography.

6. Mercer, C., Szczepura, K., Hill, C.A., Kinnear, L.A., Kelly, A., y Smith, H.L. Mamografía Práctica. En: Mercer, C., Hogg, P. y Kelly, J. (eds) *Mamografía Digital*. Springer, Cham. 2022. https://doi.org/10.1007/978-3-031-10898-3_27.

7. Whelehan, P., Evans, A., Wells, M., y Macgillivray, S. El efecto del dolor en la mamografía en la participación repetida en la detección del cáncer de mama: una revisión sistemática. *Mama* 2013;**22**(4):389–394.

8. Agius, E.C. y Naylor, S. Técnicas de compresión mamaria en mamografía de cribado: un proyecto de evaluación maltés. *Radiografía* 2018;**24**(4):309–314.

9. Bedene, A., Alukié, E., Žibert, J., y Mekiš, N. Proyección oblicua mediolateral en mamografía: uso de diferentes ángulos para pacientes con diferentes anatomías torácicas. *Revista de Ciencias de la Salud* 2019;**9**(1):40–45.

10. Moshina, N., Bjørnson, E.W., Holen, Å.S., Larsen, M., Hansestad, B., Tøsdal, L., y Hofvind, S., 2022. ¿Ángulo de tubo de rayos X estandarizado o individualizado para la proyección oblicua medio-lateral en mamografía digital? *Radiografía* 2022;**28**(3):772–778.

11. De Groot, J.E., Broeders, M.J.M., Branderhorst, W., den Heeten, G.J., y Grimbergen, C.A. Un enfoque novedoso para la compresión mamográfica: mejor estandarización y menor incomodidad al controlar la presión en lugar de la fuerza. *Física Médica* 2013;**40**(8):081901.

12. Branderhorst, W., de Groot, J.E., Neeter, L.M., van Lier, M.G., Neeleman, C., den Heeten, G.J., et al. Equilibrio de fuerzas en la compresión mamográfica. *Física Médica* 2016;**43**(1):518.

13. Gilbert, F., Tucker, L., Gillan, M., et al. El ensayo TOMMY: Una comparación de la Tomosíntesis con la Mamografía Digital en el Programa de Detección de Cáncer de Mama del NHS del Reino Unido. Evaluación de Tecnología Sanitaria 2015;**19**(4):i–xxv, 1–136.

14. Public Health England. Programa de Detección de Cáncer de Mama del NHS: Detección en mujeres con implantes mamarios. Disponible en: https://assets.publishing.service.gov.uk/government/uploads/system/upload/attachment_data/file/624796/Screening_women_with_breast_implants_guidance.pdf.

15. Handel, N., Silverstein, M.J., Gamagami, P., Jensen, J.A., y Collins, A. Factores que afectan la visualización mamográfica del pecho después de la mamoplastia de aumento. *JAMA* 1992;**268**:1913–1917.

16. Eklund, G.W., Busby, R.C., Miller, S.H., y Job, J.S. Mejora de la imagen de la mama aumentada. *AJR American Journal of Roentgenology* 1988;**151**:469–473.

17. Ishii, H., y Sakata, K. Complicaciones y manejo del aumento de pecho con ácido hialurónico. *Cirugía Plástica* 2014;**22**(3):171–174.

SECCIÓN 3
PROYECCIONES MAMOGRÁFICAS ADICIONALES/MODIFICADAS

PROYECCIÓN ADICIONAL/MODIFICADA: CRANEOCAUDAL – ROTACIÓN LATERAL

Esta proyección craneocaudal extendida (CC) es útil para demostrar el cuadrante externo, la cola axilar y la axila.[1]

Posición del individuo y del receptor de imagen

La persona se sitúa frente al equipo y el lado a examinar se gira hacia el equipo de mamografía, elevando el pecho para formar un ángulo recto con el cuerpo y con el pezón en perfil. El receptor de imagen se eleva para contactar la parte inferior del pecho más cercana a la pared torácica.[1]

El profesional coloca el pecho del individuo con el área del pezón en el borde medial extremo del receptor de imagen; el brazo del individuo descansando en el lateral del equipo. De pie detrás del individuo, se levanta y extiende el pecho lo más posible. El individuo se inclinará alrededor de 45° hacia atrás, deprimiendo su hombro para permitir que el cuadrante externo y la axila entren en contacto con el receptor de imagen. Con el brazo extendido, se apoya en el equipo para mantener la estabilidad y su posición.[1]

Mientras se mantiene la mama en posición, se pide a la persona que se incline hacia el equipo; es importante asegurarse de que el pezón se mantenga en perfil. La mama se sostiene manualmente mientras se inicia la compresión. La pala de compresión se ajustará en el ángulo entre la cabeza humeral y la caja torácica (**Figura 3.1a**).[1]

Es fundamental tener mucho cuidado de no causar dolor a la persona, habitualmente alrededor de la cabeza humeral en esta posición. Cuando la compresión está casi completa, el profesional retira su mano y realiza una última comprobación de pliegues cutáneos.[1] La mama se comprime hasta un nivel que pueda ser tolerado dentro de los estándares requeridos: entre 9 y 13 daN,[2] y manteniéndose por debajo del nivel máximo de 20 daN.[3–5]

Características esenciales de la imagen

Las imágenes deben tener una compresión adecuada para sujetar firmemente la mama en su lugar sin movimiento, la mama debe estar posicionada de manera que la cola axilar esté presente en la imagen, mostrando la mayor cantidad posible del tejido mamario.

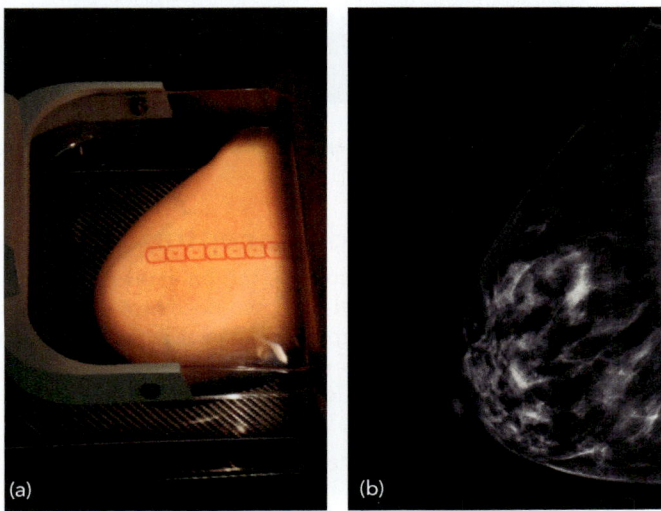

Figura 3.1 (a) Posicionamiento para la proyección craneocaudal lateral extendida, y (b) imagen correspondiente. (Reproducido de Whitley et al., 2020.)

Consideraciones Adicionales

Si la compresión es insuficiente, puede que haya sido demasiado cerca de la cabeza humeral.

Si la imagen de la mama muestra una cola axilar y axila insuficientes, entonces el pezón no estaba en el borde medial lejano del receptor de imagen antes de que la persona se inclinara hacia atrás.

Si el pezón no estaba de perfil, entonces la persona no se inclinó lo suficiente para permitir que la parte medial de la mama se rotara hacia adentro.

Notas

- Normalmente, se utilizan controles de exposición automáticos para mamografías estándar/rutinarias.
- Si se van a realizar imágenes de implantes o dispositivos médicos, será necesario ajustar la configuración.

PROYECCIÓN ADICIONAL/MODIFICADA: CRANEOCAUDAL - ROTADA MEDIALMENTE

Esto es útil para demostrar lesiones en la parte medial de la mama (**Figura 3.2**).

Posición del individuo y del receptor de imagen

La persona se sitúa frente al equipo con el esternón a unos 8 cm (el ancho de una mano) del borde medial del receptor de imagen. Inicialmente, ambos pechos se elevan sobre el receptor de imagen, que se baja para este propósito. Luego se eleva a la altura correcta, permitiendo que el pezón del lado a examinar esté de perfil. Considera las técnicas utilizadas en la posición efectiva de CC (**Figuras 3.1, 3.2 y 3.3**).

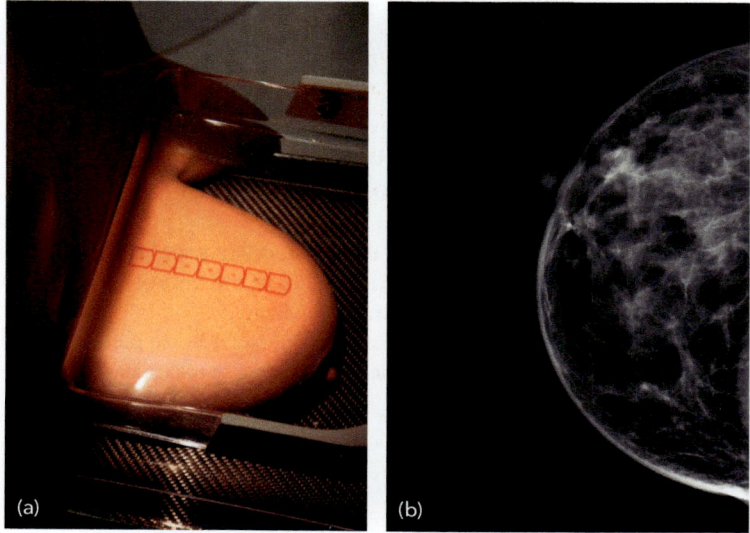

(a)

(b)

Figura 3.2 (a) Posicionamiento para la proyección craneocaudal extendida medialmente, y (b) imagen correspondiente. (Reproducido de Whitley et al., 2020.)

La persona se acerca al equipo y el tejido mamario del lado a examinar se desplaza y gira para permitir visualizar el área medial posterior (**Figura 3.2a y b**). La mama se sostiene mientras se aplica la compresión inicial. Se debe tener mucho cuidado de no causar dolor a la persona, habitualmente alrededor de la cabeza humeral y la pared torácica en esta posición. Cuando la compresión está casi completa, el profesional retira su mano y realiza una última comprobación de pliegues cutáneos.[1] La mama se comprime a un nivel que puede ser tolerado dentro de los estándares requeridos: entre 9 y 13 daN,[2] y manteniéndose por debajo del nivel máximo de 20 daN. [3-5]

Características esenciales de la imagen

Las imágenes deben tener una compresión adecuada para sujetar firmemente la mama sin movimiento. La mama debe posicionarse para garantizar la máxima inclusión de la parte medio-posterior de la mama.

Consideraciones Adicionales

Si el cuadrante interno no es completamente visible, entonces se debe animar a la persona a moverse más hacia adelante en el equipo y la parte medial de la mama necesita más rotación.

Si el pezón no estaba de perfil, entonces el receptor de imagen no estaba a la altura correcta, o la mama no estaba suficientemente elevada.

Notas

- Normalmente, se utilizan controles de exposición automáticos para mamografías estándar/rutinarias.
- Si se van a realizar imágenes de implantes o dispositivos médicos, será necesario ajustar la configuración.

PROYECCIÓN ADICIONAL/MODIFICADA: CRANEOCAUDAL EXTENDIDA

La proyección craneocaudal extendida muestra la cola axilar y la porción superior de la línea media del tejido mamario.

Posición del individuo y del receptor de imagen

El receptor de imagen está horizontal y posicionado ligeramente por debajo del ángulo infra-mamario. La persona se coloca cerca del equipo, con la mama que se va a estudiar alineada ligeramente hacia el lado medial de la línea media del receptor de imagen, con los pies y caderas hacia el receptor de imagen. La mama de la persona se levanta y se coloca en el receptor de imagen mientras se le anima a inclinarse alrededor de 10-15° lateralmente, extendiendo el brazo lejos del costado del cuerpo. La persona debe permanecer mirando hacia el equipo y no girar en oblicuo[1] (**Figura 3.3a**).

La mama se sostiene mientras se aplica la compresión inicial. Se debe tener mucho cuidado de no causar dolor a la persona, habitualmente alrededor de la cabeza humeral y la pared torácica en esta posición. Cuando la compresión está casi completa, el profesional retira su mano y realiza una última comprobación de pliegues cutáneos. La mama se comprime a un nivel que puede ser tolerado dentro de los estándares requeridos: entre 9 y 13 daN,[2] y manteniéndose por debajo del nivel máximo de 20 daN.[3–5]

Características esenciales de la imagen

Las imágenes deben tener una compresión adecuada para mantener firmemente la mama en su lugar sin movimiento. El pezón debe estar de perfil y se debe visualizar el borde anterior del músculo pectoral, lateral a la línea media de la mama[1] (**Figura 3.3b**).

Consideraciones Adicionales

Esta es una posición difícil de lograr y mantener. Es esencial que el cuerpo del individuo permanezca cuadrado al receptor de imagen y que no gire en forma oblicua.

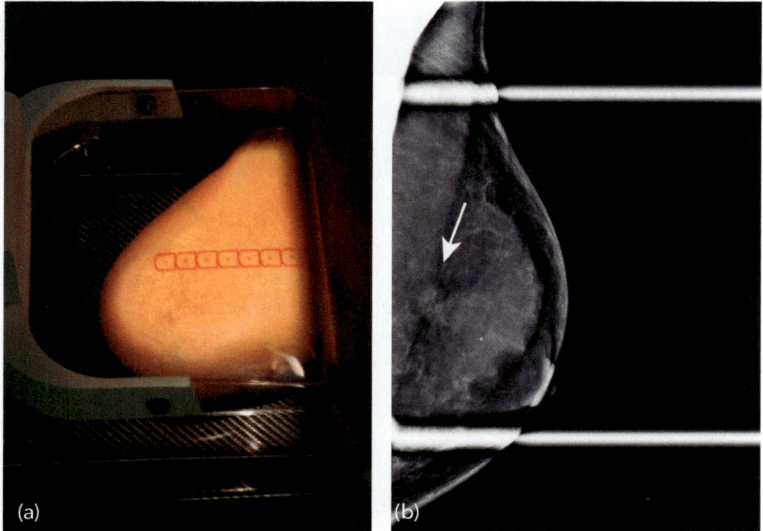

(a) (b)

Figura 3.3 (a) Posicionamiento para una proyección craneocaudal extendida. (b) Mamografía que muestra el beneficio de la proyección craneocaudal extendida con magnificación mostrando una distorsión (flecha). (Reproducido de Whitley et al., 2020.)

Si el pezón no está de perfil, entonces el receptor de imagen no estaba a la altura correcta, o la mama no fue suficientemente elevada.

Los pliegues en el tejido mamario aparecen si la mama no se alisó antes de aplicar la compresión. Dado que los pliegues de la piel ocultan detalles, es necesario tener mucho cuidado para asegurarse de que no ocurran.

Notas

- Normalmente, se utilizan controles de exposición automáticos para mamografías estándar/rutinarias.
- Si se van a realizar imágenes de implantes o dispositivos médicos, será necesario ajustar la configuración.

PROYECCIÓN ADICIONAL/MODIFICADA: LATERAL (MEDIO-LATERAL)

Las proyecciones laterales son valiosas para localizar áreas de anormalidad, por ejemplo, microcalcificaciones, y para aclarar lesiones sospechosas. Las imágenes laterales se toman a 90° de la proyección craneocaudal y muestran la relación de las lesiones con el pezón. Se pueden tomar tanto proyecciones medio-laterales como lateromediales. La medio-lateral es más común; aunque el área axilar no se muestra, en general se visualiza más del seno.[1]

Posición del individuo y del receptor de imagen

La persona se sitúa frente al equipo, con el receptor de imagen en el lado lateral de la mama, colocando su brazo detrás del receptor de imagen, sujetando el equipo para mayor estabilidad. La persona se inclina desde la cintura para asegurar que el tejido mamario más cercano a la pared torácica sea visualizado; la altura del receptor de imagen se ajusta a la altura en la que se incluirá la porción inferior de la mama (Figura 3.4a).[1]

El profesional coloca su mano en el costado de la caja torácica de la persona y hacia adelante para sostener el tejido mamario del lado que se está examinando; la palma de la mano del profesional en el aspecto lateral del pecho de la persona, el pulgar en el aspecto medial. La persona se desplaza suavemente hacia adentro y el pecho se extiende hacia afuera y hacia arriba contra el receptor de imagen, asegurando que el pezón permanezca en perfil. El hombro de la persona del lado opuesto se mueve hacia atrás para que la paleta de compresión pueda entrar en contacto con el pecho en examen. Es necesario un soporte firme del pecho para que el tejido mamario en el margen de la pared torácica no se aleje.[1]

La compresión mamaria se aplica suavemente; cuando la pala de compresión entra en contacto con la mama en la pared del pecho, el otro hombro de la persona se adelanta para asegurar que la persona esté en una proyección lateral real. La posición de la mama se mantiene manualmente. Al retirar la mano, el profesional debe asegurarse de que la posición se mantenga al aplicar la compresión final. Se debe tener mucho cuidado

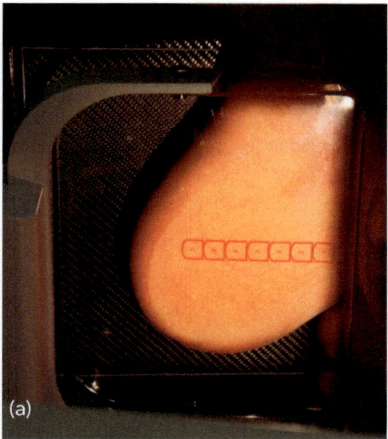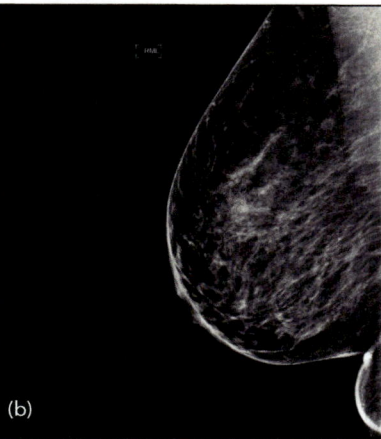

Figura 3.4 (a) Posicionamiento para una proyección medio-lateral. (b) Imagen de una proyección medio-lateral. (Reproducido de Whitley et al., 2020.)

de no causar molestias a la persona, habitualmente cerca de la pared del pecho. Cuando la compresión está casi completa, el profesional retira la mano y realiza una última comprobación de pliegues en la piel.[1] La mama se comprime a un nivel que puede ser tolerado dentro de los estándares requeridos: entre 9 y 13 daN,[2] y manteniéndose por debajo del nivel máximo de 20 daN.[3-5]

Características esenciales de la imagen

La mama, incluyendo su borde inferior, debe mostrarse con la misma profundidad de tejido que en la proyección CC (**Figura 3.4a y b**).

Consideraciones Adicionales

Si se muestra el pezón del otro pecho, entonces puede ser necesario sujetar hacia atrás el otro pecho.[1]

El pezón puede no estar en perfil debido a un posicionamiento incorrecto del individuo:[1]

■ si el pezón se encuentra detrás de la mayoría del tejido mamario, la persona estaba demasiado adelante del receptor de imagen;

- si el pezón se encuentra delante de la mayoría del tejido mamario, la persona estaba demasiado lejos detrás del receptor de imagen.

Notas

- Normalmente, se utilizan controles de exposición automáticos para mamografías estándar/rutinarias.
- Si se van a realizar imágenes de implantes o dispositivos médicos, será necesario ajustar la configuración.

PROYECCIÓN ADICIONAL/MODIFICADA: LATERAL (LATERO-MEDIAL)

Las proyecciones laterales son valiosas para localizar áreas de anormalidad, por ejemplo, microcalcificaciones, y para aclarar lesiones sospechosas. Las imágenes laterales se toman a 90° de la proyección craneocaudal y muestran la relación de las lesiones con el pezón. Esta proyección se realiza para demostrar lesiones situadas en la parte interna.[1]

Posicionamiento del individuo y del receptor de imagen

La persona se sitúa frente al equipo, con el receptor de imagen apoyado contra el esternón, el brazo del lado que se examina levantado para despejar el tubo de mamografía y luego apoyado en él. El cuerpo de la persona se gira ligeramente hacia adentro para que contacte con el receptor de imagen y se ajusta la altura del receptor de imagen a la altura en la que se incluirá el borde inferior de la mama (**Figura 3.5a**).

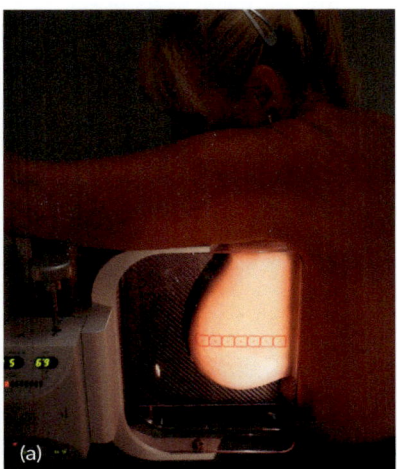
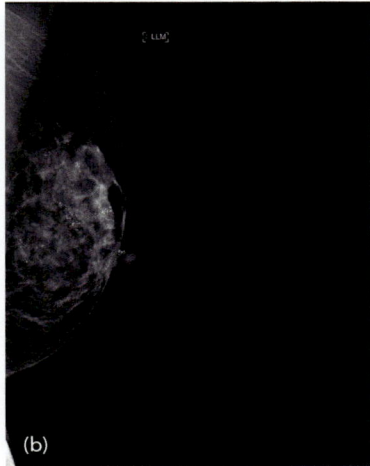

Figura 3.5 (a) Posicionamiento para una proyección lateromedial. (b) Imagen de una proyección lateromedial. (Reproducido de Whitley et al., 2020.)

La mama de la persona se guía suavemente hacia arriba y a través, asegurando que su pezón permanezca de perfil. La compresión mamaria se aplica suavemente y cuando la pala de compresión contacta con la mama, al retirar la mano, el profesional debe asegurarse de que la posición de la persona se mantenga mientras se aplica la compresión final. Se debe tener mucho cuidado de no causar dolor a la persona. Cuando la compresión está casi completa, el profesional retira la mano y realiza una última comprobación de pliegues en la piel.[1] La mama se comprime a un nivel que puede ser tolerado dentro de los estándares requeridos: entre 9 y 13 daN,[2] y manteniéndose por debajo del nivel máximo de 20 daN.[3-5]

Características esenciales de la imagen

Se muestra por completo la mama, incluyendo su borde inferior, con la misma profundidad de tejido que en la proyección CC (**Figura 3.5b**).

Consideraciones Adicionales

Si el pezón no estaba de perfil, entonces el brazo de la persona tiraba demasiado, lo que giraba el cuerpo en una posición oblicua y hacía que el pezón quedara debajo de la mayoría del tejido mamario.[1]

Si no se alisa el tejido mamario antes de aplicar la compresión, se producen pliegues en el tejido mamario. Dado que los pliegues de la piel ocultan detalles, es necesario tener mucho cuidado para asegurarse de que no ocurran.[1]

Notas

- Normalmente, se utilizan controles de exposición automáticos para mamografías estándar/rutinarias.
- Si se van a realizar imágenes de implantes o dispositivos médicos, será necesario ajustar la configuración.

PROYECCIÓN ADICIONAL/MODIFICADA: COLA AXILAR

Esta proyección es valiosa en individuos en los que se sospecha la implicación de ganglios linfáticos en un carcinoma de mama o hay tejido mamario accesorio, ya que muestra tejido alto en la axila.[1]

Posicionamiento del individuo y del receptor de imagen

La unidad de mamografía se coloca inicialmente en un ángulo de aproximadamente 45°. La persona se sitúa frente al equipo con los pies girados en un ángulo de aproximadamente 15° hacia la línea media. Para elevar el brazo del lado a examinar, a menudo es util pedir a la persona que apoye la palma de la mano en la cabeza. Permaneciendo cerca del equipo de mamografía, la persona se inclina hacia adelante para que la esquina del receptor de imagen descanse en la axila.

A continuación, el profesional debe ajustar el brazo del individuo para que la cabeza humeral descanse sobre la parte superior del receptor de imagen y la esquina del receptor de imagen quede dentro de la axila. Se anima al individuo a apoyarse contra el receptor de imagen, con el tejido mamario sostenido hacia adelante por el profesional para garantizar un grosor uniforme y mejorar la compresión de la región axilar. La compresión mamaria se aplica suavemente y, al entrar en contacto la pala de compresión con el pecho, al retirar la mano, el profesional debe asegurarse de que la posición del individuo se mantenga mientras se aplica la compresión final (**Figura 3.6a**). Se debe tener mucho cuidado de no causar dolor al individuo.

Características esenciales de la imagen

Debe demostrarse la región axilar (**Figura 3.6b**).

Consideraciones Adicionales

Cuando ocurre una compresión inadecuada suele deberse a que la cabeza humeral o la clavícula quedan atrapadas por la pala de compresión debido a una mala posición.[1]

Si no se alisa el tejido mamario antes de aplicar la compresión, se producen pliegues en el tejido mamario. Dado que los pliegues de la piel ocultan

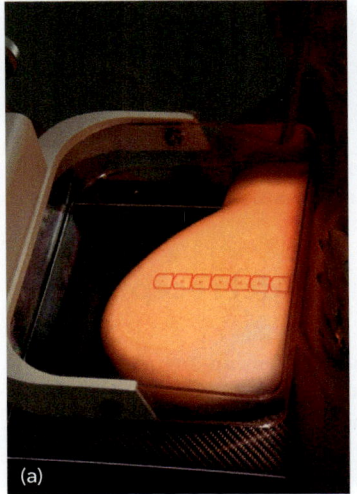 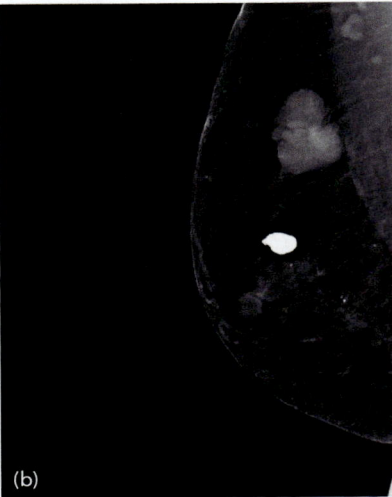

Figura 3.6 (a) Posicionamiento para una proyección de la cola axilar. (b) Imagen de una proyección de la cola axilar. (Reproducido de Whitley et al., 2020.)

detalles, es necesario tener mucho cuidado para asegurarse de que no ocurran.[1]

Notas

- Normalmente, se utilizan controles de exposición automáticos para mamografías estándar/rutinarias.
- Si se van a realizar imágenes de implantes o dispositivos médicos, será necesario ajustar la configuración.

PROYECCIÓN ADICIONAL/MODIFICADA: COMPRESIÓN LOCALIZADA/PALA

Las proyecciones de pala de compresión localizada pueden proporcionar información adicional en una zona sospechosa, por ejemplo, pueden demostrar si los márgenes de una lesión están definidos claramente o son márgenes distintos. Las proyecciones de pala requeridas suelen seleccionarse con el objetivo de repetir aquellas proyecciones que inicialmente demostraron la posible lesión. Para una localización precisa de la región de interés, se debe comparar la mamografía original. Es esencial que el profesional mida y registre la profundidad de la lesión en el eje entre pezón y pared torácica, la distancia de la lesión al pezón (por encima, por debajo, medial o lateral) y la distancia desde la superficie de la piel hasta la lesión.[1]

Posicionamiento del individuo y del receptor de imagen

La persona se coloca como en la proyección original y las coordenadas registradas se utilizan para posicionar a la persona hasta que el tejido mamario afectado se encuentre sobre el control de exposición automático y la pala de compresión esté centrada sobre él.

Se deben hacer ajustes ya que las coordenadas se obtienen en una mama completamente comprimida. Se aplica suficiente compresión para mantener la mama en su lugar y se vuelven a verificar las coordenadas. Si la región de interés está centrada bajo la pala, se marca el punto de centrado en la superficie de la piel y se aplica compresión. Si al verificar el área de interés no estaba bajo la pala, entonces se ajusta la posición del individuo antes de continuar. La compresión resultará bastante incómoda para el individuo, ya que se está comprimiendo una pequeña área de la mama. Con la fuerza aplicada solo a una pequeña área, la presión ejercida será alta. Esto debe explicarse al individuo y se le debe asegurar que solo será por un corto tiempo.

Características esenciales de la imagen

El área localizada para ser estudiada debe estar claramente situada en el centro del área comprimida (como se muestra en **Figura 3.7a, b**).

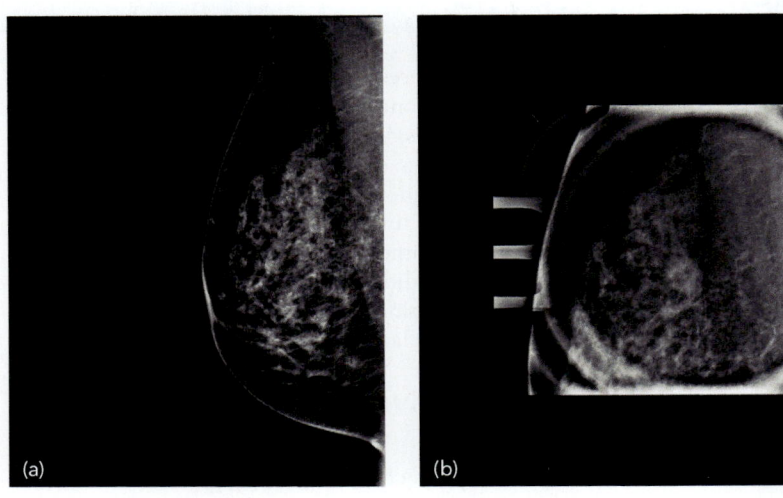

Figura 3.7 (a) Mamografía que muestra una región mal definida. (b) Proyección localizada utilizando pala de compresion para mostrar el efecto de la compresión. (Reproducido de Whitley et al., 2020.)

Consideraciones Adicionales

Los pliegues en el tejido mamario aparecen si la mama no se alisó antes de aplicar la compresión. Dado que los pliegues de la piel ocultan detalles, es necesario tener mucho cuidado para asegurarse de que no ocurran.[1]

Si la región de interés no está centrada bajo la pala, a menudo es mejor volver a obtener las coordenadas en la imagen original, y luego volver a medir en el individuo.

Notas

- Si se van a realizar imágenes de implantes o dispositivos médicos, será necesario ajustar la configuración.

PROYECCIÓN ADICIONAL/MODIFICADA: MAGNIFICADA

En ocasiones se utilizan proyecciones de la mama mediante una técnica de magnificación para ofrecer una visualización mejorada de la arquitectura y los detalles de la mama, promoviendo así un mejor diagnóstico. Aunque actualmente hay una reducción en la necesidad de proyecciones de magnificación, la mamografía de magnificación convencional sigue siendo frecuentemente la técnica preferida para obtener detalles y claridad de forma y márgenes, especialmente para microcalcificaciones.[1]

Posicionamiento del individuo y del receptor de imagen

Al igual que con las proyecciones estándar de pala, es esencial registrar las coordenadas de la lesión a partir de las imágenes originales y la técnica de posicionamiento para centrar con precisión la lesión bajo la pala. Para las proyecciones magnificadas, el uso de un enfoque fino prolongará considerablemente el tiempo de exposición, y las proyecciones deben tomarse con la respiración detenida.

Características esenciales de la imagen

La zona localizada para ser estudiada debe estar claramente situada en el centro del área comprimida (como se muestra en **Figura 3.8**).

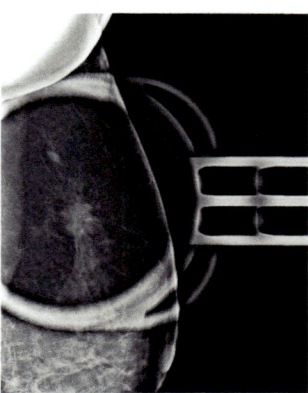

Figura 3.8 Mamografía que muestra la magnificación con pala. (Reproducido de Whitley et al., 2020.)

61

Consideraciones Adicionales

Las proyecciones magnificadas se realizan en las proyecciones CC y medio-laterales. Es esencial un enfoque fino de 0,1 mm², y un factor de magnificación de 2 se utiliza comúnmente. Los factores de magnificación suelen ser 1,5, 1,8 o 2,0.

Los pliegues en el tejido mamario aparecen si la mama no se alisó antes de aplicar la compresión. Dado que los pliegues cutáneos ocultan detalles, es necesario tener mucho cuidado para asegurarse de que no ocurran.[1]

Si la región de interés no está centrada bajo la pala, a menudo es mejor volver a obtener las coordenadas en la imagen original, y luego volver a medir en el individuo.

Notas

- Si se van a realizar imágenes de implantes o dispositivos médicos, será necesario ajustar la configuración.

PROCEDIMIENTOS DE ESTEREOTAXIA

Debido a las mejoras en la calidad técnica de la mamografía, se está detectando un número creciente de lesiones mamarias no palpables clinicamente. Estas, al igual que las lesiones palpables, requieren una investigación radiológica adicional para establecer un diagnóstico. Habitualmente se realizan proyecciones mamográficas adicionales y exámenes de ecografía para confirmar la presencia de la anormalidad sospechada y evaluar su importancia clínica. Cualquier lesión no palpable que no pueda afirmarse definitivamente que sea benigna después de estos procedimientos debe tener un diagnóstico tisular. Esto se logra mediante:

- citología de punción aspiración con aguja fina (PAAF) guiada por imagen; y/o
- biopsia con aguja gruesa (BAG) guiada por imagen siempre que sea posible (**Figura 3.9**).

Se evita así la biopsia quirúrgica abierta. Mientras que la PAAF o la BAG pueden realizarse a mano alzada en lesiones palpables, las lesiones no palpables presentan problemas únicos. La PAAF ha sido reemplazada por la BAG en muchos centros que utilizan una aguja de 14 G o un dispositivo mamotomo de calibre 11 G para el diagnóstico.

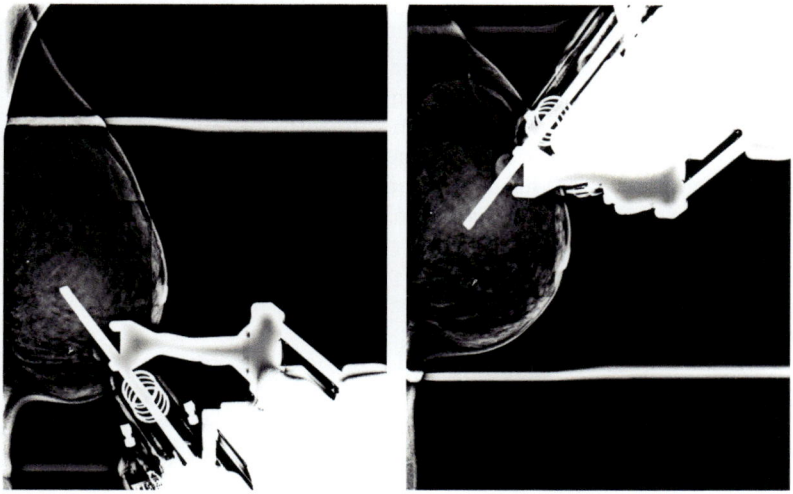

Figura 3.9 Par estéreo de imágenes. (Reproducido de Whitley et al., 2020.)

La biopsia guiada por ecografía es preferible para lesiones no palpables, ya que es rápida de realizar, muy precisa y está asociada con un malestar y morbilidad mínimos. Es la técnica de guía de elección para la biopsia si la lesión se visualiza claramente en la ecografía. La PAAF o BAG guiada por rayos X es esencial si existe alguna duda de que lo que se ve en la ecografía es la misma lesión que la visualizada en las mamografías, y cuando la lesión no se muestra en la ecografía.[1]

La forma más precisa de realizar una PAAF o BAG guiada por rayos X es utilizando equipo de estereotaxia. La precisión es esencial para garantizar que se tome una muestra del área relevante, ya que el tratamiento definitivo se basa en el resultado de la muestra citológica/histológica. Hay dos tipos principales de equipos de estereotaxia: una mesa especialmente diseñada en la que la persona se coloca boca abajo, y un accesorio que se adapta al equipo mamográfico convencional.[1]

Posicionamiento del individuo y del receptor de imagen

La decisión sobre la posición se acuerda con el profesional/radiólogo que realiza el procedimiento. La persona está sentada y posicionada; es imperativo en esta etapa que esté cómoda, ya que esta posición debe mantenerse; asegúrese de que haya ayudas para la posición y almohadas disponibles. A continuación, se aplica compresión utilizando la pala de compresión con la ventana integrada.

Se dibuja un contorno de la ventana de la placa de compresión en la piel del individuo para asegurar que cualquier movimiento del pecho durante el procedimiento sea evidente. Los movimientos del tubo de mamografía necesarios para producir las imágenes estereoscópicas se realizan (normalmente se giran 20° hacia cada lado de la línea media). Las imágenes se verifican con el profesional/radiólogo que realiza el procedimiento, asegurando que la lesión se muestre claramente y que no esté demasiado cerca del borde de la ventana de la placa de compresión. Las coordenadas de la lesión serán calculadas por el equipo a partir de las imágenes estereoscópicas. Se administra una inyección de anestesia local en la piel sobre el área de la biopsia por el profesional/radiólogo que realiza el procedimiento.[1]

Las coordenadas se envían a la máquina de mamografía y el médico/radiólogo que realiza el procedimiento coloca la aguja en el seno. Una imagen de verificación es esencial después de que se haya colocado la aguja para confirmar su ubicación (**Figura 3.9**). Se toma la muestra de aspiración o BAG y el procedimiento puede repetirse con varias pasadas para obtener múltiples muestras. A continuación, se puede colocar un clip marcador para futuras referencias antes de la localización (**Figura 3.10**).[1]

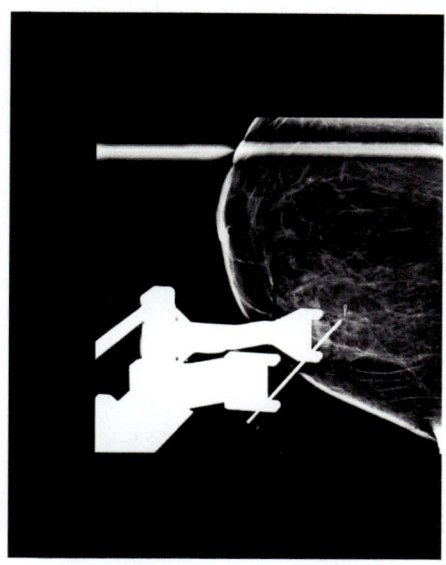

Figura 3.10 Imagen que muestra el marcador (clip). (Reproducido de Whitley et al., 2020.)

Características esenciales de la imagen

El equipo moderno cuenta con un sistema digital para biopsias e imágenes puntuales. El procesamiento de películas históricas ha sido reemplazado por la adquisición y reconstrucción de imágenes digitales, que se completa de manera rápida y precisa.

Consideraciones Adicionales

Quienes se someten a este procedimiento estarán ansiosos; es esencial una buena relación entre la persona y el profesional. Una explicación detallada del procedimiento antes de que comience y en cada paso del camino es importante, ya que esto relajará y tranquilizará a la persona.

65

Notas

- El procedimiento de colocación de alambre o marcador preoperatorio estereotáctico es similar al descrito para la PAAF o BAG estereotácticas.
- El arpón de localización que se utiliza en lugar de la aguja fina o la pistola de biopsia dependerá de las preferencias del cirujano que realice la biopsia o extirpación.
- El objetivo de esta localización es que se coloque con precisión un arpón de localización en la lesión mamaria para que el cirujano pueda realizar una biopsia diagnóstica de la lesión.
- Es esencial que la punta del arpón de localización prequirúrgica se encuentre dentro de la lesión, para poder realizar una evaluación precisa de la profundidad de la anomalía en la mama comprimida.
- Por lo tanto, la posición del arpón en relación con la anomalía en la mama debe ser verificada mamográficamente después de la inserción del marcador (**Figura 3.11**).

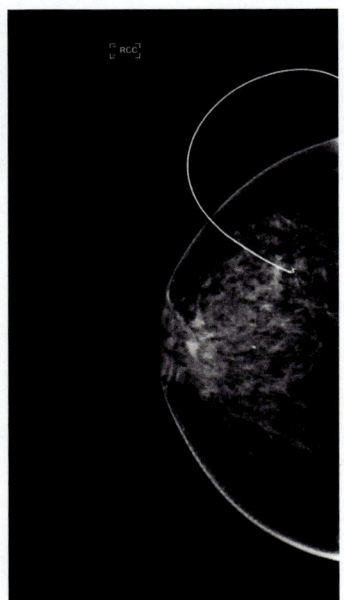

Figura 3.11 Imagen que muestra el arpón de localización. (Reproducida de Whitley et al., 2020.)

IMAGEN DEL ESPÉCIMEN DE TEJIDO

Tanto la BAG como la radiografía del espécimen mamario, que implica una técnica de magnificación, desempeñan un papel importante en el diagnóstico, tratamiento y manejo del cáncer de mama. Las piezas de tejido mamario se examinan radiográficamente para determinar la presencia de una lesión mamaria que pueda contener o estar compuesta únicamente por calcificaciones.[1]

Posición de un espécimen en el receptor de imagen

Tras una BAG, las piezas de tejido extirpados se colocan en una lámina libre de fibras o en un soporte de especímenes dedicado, manteniéndolos húmedos con suero isotónico para evitar la desecación (**Figura 3.12**). La imagen puede obtenerse en la mesa de mamografía utilizando la función de ampliación o dentro de una cámara de radiografía de especímenes. Una vez obtenidas las imágenes adecuadas, las piezas de tejido deben transferirse a un fijador, generalmente formol, y transportarse inmediatamente al laboratorio para su procesamiento posterior para histología.[1]

Tras la extirpación de una anomalía mamaria en quirófano, el espécimen de tejido mamario se envía para su examen radiográfico (**Figura 3.13**)

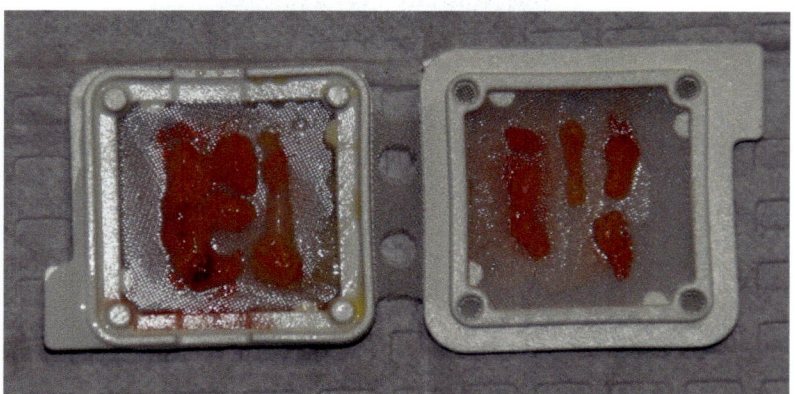

Figura 3.12 Muestra de tejido de biopsia con aguja gruesa dentro del contenedor de biopsia. (Reproducido de Whitley et al., 2020.)

mientras la paciente aún está bajo anestesia; por lo tanto, el procedimiento se lleva a cabo lo más rápido y eficientemente posible. Las directrices actuales establecen que para garantizar una extirpación quirúrgica adecuada de un cáncer invasivo tratado mediante cirugía conservadora de mama, todas las pacientes deben tener sus tumores extirpados sin evidencia de enfermedad en los márgenes radiales microscópicos y cumplir con los requisitos de las directrices locales. Si, después de la discusión en la reunión multidisciplinaria, se considera que el margen de extirpación es insuficiente, entonces se debería recomendar una cirugía adicional para obtener márgenes claros.[1]

Es imperativo que la imagen y cualquier muestra de biopsia correspondiente estén correctamente etiquetadas con la identificación del paciente y la lateralidad de la muestra de tejido según las pautas antes de enviarlas a histopatología.

Consideraciones Adicionales

Se evaluará la radiografía inmediata quirúrgica de lesiones no palpables para confirmar que incluyen la anormalidad radiológica.[6] Tras la extirpación de la anomalía mamaria, el especímen de tejido mamario se envía para su examen radiográfico (**Figura 3.13**) mientras la paciente aún está bajo anestesia, de esta manera, el procedimiento se lleva a cabo lo más rápido y eficientemente posible.

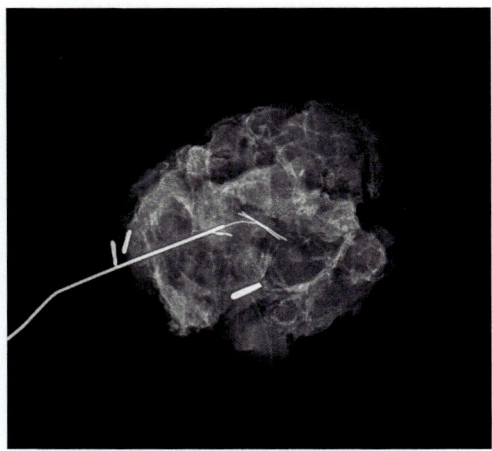

Figura 3.13 Imagen que muestra un espécimen localizado con alambre. (Reproducido de Whitley et al., 2020.)

Las directrices actuales establecen que para garantizar una extirpación quirúrgica adecuada de un cáncer invasivo tratado mediante cirugía conservadora de mama, todas las pacientes deben tener sus tumores extirpados sin evidencia de enfermedad en los márgenes radiales microscópicos y cumplir con los requisitos de las directrices locales. Si, después de la discusión en la reunión multidisciplinaria, se considera que el margen de extirpación es insuficiente, entonces se debería recomendar una cirugía adicional para obtener márgenes claros.

Las directrices del Instituto Nacional para la Excelencia en Salud y Atención Social (NICE) establecen además que se recomienda un margen radial mínimo de extirpación de 2 mm con examen patológico según los estándares de informe del Programa de Detección de Cáncer de Mama del Servicio Nacional de Salud (NHSBSP). Se debe considerar una reextirpación si el margen es inferior a 2 mm, tras discutir los riesgos y beneficios con la paciente.[7]

REFERENCIAS

1.   Whitley, S.A., Dodgeon, J., Meadows, A., Cullingworth, J., Holmes, K., Jackson, M., Hoadley, G. y Kulshrestha, R. *Procedimientos de Clark en Imagen Diagnóstica: Un Enfoque Basado en el Sistema.* CRC Press, 2020.

2.   Hogg, P., Taylor, M., Szczepura, K., Mercer, C., y Denton, E. Presión y grosor mamario en mamografía: un estudio exploratorio de calibración. *The British Journal of Radiology* 2013;**86**(1021):20120222. https://www.birpublications.org/doi/10.1259/bjr.20120222.

3.   Iniciativa de la Comisión Europea sobre el Cáncer de Mama. Directrices europeas sobre detección y diagnóstico de cáncer de mama. 2021. Disponible en: https://healthcare-quality.jrc.ec.europa.eu/ecibc/european-breast-cancer-guidelines.

4.   Public Health England. Detección de cáncer de mama: guía para técnicos de mamografía de detección de cáncer de mama. 2020. Disponible en: https://www.gov.uk/government/publications/breast-screening-quality-assurance-for-mammography-and-radiography.

5.   Mercer, C., Hogg, P., y Kelly, J. *Mamografía Digital: Un Enfoque Integral.* 2ª edición. Reino Unido: Springer, 2022.

6.   Public Health England. Detección de cáncer de mama; directrices de garantía de calidad para los servicios de patología mamaria. 2020. Disponible en: https://www.gov.uk/government/publications/breast-screening-quality-assurance-guidelines-for-breast-pathology-services.

7.   Instituto Nacional para la Excelencia en Salud y Atención Social. Guía NICE 101. Cáncer de mama temprano y localmente avanzado, diagnóstico y tratamiento. 2018. Disponible en: https://www.nice.org.uk/guidance/ng101.

SECCIÓN 4

INFORMACIÓN ÚTIL PARA LA PRÁCTICA DE MAMOGRAFÍA

TERMINOLOGÍA MÉDICA

Ablación ovárica
La ablación ovárica o castración se refiere a un procedimiento médico para extirpar o inactivar los ovarios y evitar su capacidad de producir estrógeno. La ablación ovárica puede realizarse mediante cirugía (llamada ooforectomía), radioterapia o mediante la administración de medicamentos especiales que alteran las hormonas. Este procedimiento es un tratamiento de terapia hormonal para mujeres premenopáusicas con cáncer de mama cuyos cánceres son receptores de estrógeno positivos o de estado desconocido.

Absceso
Una bolsa cerrado que contiene pus (un líquido cremoso, espeso, de color amarillo pálido o verde-amarillento que proviene de tejido muerto; comúnmente causado por una infección bacteriana).

Adenocarcinoma
Cáncer que surge en tejido glandular. El cáncer de mama es un tipo de adenocarcinoma.

Adenoma
Un tumor benigno compuesto de tejido glandular (como el de mama, pulmón, tiroides, colon, páncreas).

Adenopatía
Agrandamiento de los ganglios linfáticos.

Adhesión
Adhesión celular a estructuras vecinas. Uno de los pasos necesarios para el crecimiento de un cáncer.

ADN
Ácido desoxirribonucleico: una molécula que transporta información genética.

Adyuvante
Algo que mejora la efectividad del tratamiento médico, es decir, quimioterapia, radiación, tamoxifeno.

Antecedentes familiares
Historial clínico donde se identifica a familiares con enfermedad mamaria.

Areola
Área pigmentada circular alrededor del pezón que contiene glándulas sudoríparas y sebáceas.

Atipia
Una condición de ser irregular o no estándar, por ejemplo, anormalidad en una célula.

Autoexamen
Revisiones/exámenes regulares de los senos por parte de la propia persona para conocer qué es normal para ella y así detectar cualquier cambio en una etapa temprana.

Axila
La cavidad de la axila - región entre el brazo y la pared torácica.

Benigno
No canceroso.

Bilateral
Involucrando ambos lados, como ambas mamas.

Biomarcadores
Pruebas para identificar las características de las células tumorales.

Biopsia
Extracción de tejido. Este término no indica cuánto tejido se removerá, es decir, biopsia con aguja gruesa, biopsia de extirpación, biopsia con aguja fina, biopsia estereotáctica, biopsia quirúrgica, biopsia por punción, biopsia de localización con alambre.

Biopsia con localización mediante arpón
Se utiliza cuando una lesión no es palpable (no se puede sentir). Se inserta un alambre delgado a través de una aguja, dirigido por imágenes, para guiar al cirujano hacia la lesión.

Biopsia del ganglio centinela (localización)
Mapeo de los ganglios linfáticos regionales con un tinte azul para predecir la presencia o ausencia de metástasis ganglionares regionales en pacientes con cáncer de mama. Esta técnica implica inyectar el tinte cerca de un tumor y, en unas pocas horas, extirpar el tumor y el(los) ganglio(s) centinela más probable(s) de contener metástasis. Las ventajas de este procedimiento sobre la disección axilar completa incluyen una recuperación más rápida y la ausencia de daño nervioso en el brazo. Se ha demostrado que el mapeo del ganglio linfático centinela elimina el riesgo de linfedema.

Biopsia o aspiración con aguja fina (BAF o PAAF)

En una biopsia con aguja fina de un bulto, el radiólogo/cirujano anestesia el pecho con una pequeña cantidad de lidocaína y luego utiliza una aguja y una jeringa para recoger algunas células. Al examinarlas, esto suele mostrar si algo es benigno o canceroso.

Bordes

Un área junto a un tumor. Es importante tener "bordes limpios" después de una tumorectomía, es decir, se debe extirpar una cantidad de tejido libre de cáncer junto con el tumor.

Calcificaciones

Depósitos de calcio en tejido no óseo. A veces, las calcificaciones mamarias se encuentran mediante mamografía.

Calcio

Un elemento químico que es un componente importante del hueso. El calcio no previene la osteoporosis por sí solo, pero se recomienda para la prevención y el tratamiento de la osteoporosis.

Cáncer

Una enfermedad genética multietapa que resulta de alteraciones específicas en la función de uno o más genes, interrumpiendo el control del crecimiento celular y la diferenciación.

Cáncer de mama inflamatorio

Un pecho hinchado y cálido que no cambia a lo largo del ciclo menstrual o no responde a antibióticos. La piel, que está roja, aparece con hoyuelos como una naranja - 'peau d'orange'.

Cáncer familiar

Un tipo de cáncer que ocurre en varios miembros de la misma familia a una tasa significativamente mayor de lo que se podría esperar que ocurriera por casualidad.

Cáncer infiltrante

Cáncer que ha crecido a través de la membrana basal en su lugar de origen hacia el tejido vecino. Infiltrante no implica que el cáncer ya se haya diseminado fuera de la mama. Infiltrante tiene el mismo significado que invasivo.

Carcinógeno

Sustancia o agente físico (como la radiación ionizante) que puede causar cáncer.

Carcinoma
Cáncer que se origina en la piel, glándulas y revestimiento de órganos internos. La mayoría de los cánceres son carcinomas.

Carcinoma ductal invasivo (CDI)
Comienza en los conductos lácteos de la mama y penetra la pared del conducto, invadiendo el tejido graso de la mama y posiblemente otras regiones del cuerpo. Es el tipo más común de cáncer de mama, representando el 80% de los diagnósticos de cáncer de mama.

Carcinoma in situ
Cáncer que está confinado a las células donde comenzó y no se ha extendido al tejido circundante.

Carcinoma lobular invasivo (CLI)
Comienza en las glándulas mamarias (lobulillos) de la mama, pero a menudo se propaga a otras regiones del cuerpo. Representa el 10-15% de los cánceres de mama.

Carcinoma lobulillar
Un tipo de cáncer de mama que comienza en las glándulas productoras de leche (lobulillos) de la mama. Un tumor invasivo que normalmente se presenta como una hinchazón difusa en lugar de un bulto discreto; en muchos casos hay tumores en ambas mamas. Es algo difícil de detectar en la mamografía en comparación con los cánceres ductales debido a los bordes indistintos. Sin embargo, en comparación con el carcinoma ductal, el carcinoma lobulillar está asociado con un mejor pronóstico.

Carcinoma lobulillar in situ (CLIS)
Considerado pre-cáncer, este 'marcador' se encuentra en las áreas más profundas donde comienza la producción de leche. Se cree que conlleva un pequeño riesgo (20%) a lo largo de la vida, de desarrollarse en un cáncer invasivo.

Carcinoma papilar
Cáncer que tiene células que sobresalen en pequeñas papilas o proyecciones en forma de dedo.

CDIS
Carcinoma ductal in situ: cáncer confinado dentro del sistema ductal de la mama.

Cirugía del ganglio linfático centinela
Extracción del ganglio centinela o guardián.

Cirujano reconstructivo/plástico
Si se extirpa la mama (mastectomía) como parte del tratamiento, en muchos casos un cirujano plástico puede realizar una reconstrucción mamaria.

Colgajo
Una porción de tejido con su propio suministro de sangre se mueve de una parte del cuerpo a otra. A menudo se utilizan colgajos de músculo, grasa y piel en la cirugía reconstructiva de mama para proporcionar tejido adicional para la mama reconstruida. Los sitios donantes más comunes son el abdomen, la espalda y las nalgas.

Colgajo de dorsal ancho
Colgajo de piel y músculo tomado de la espalda y utilizado para la reconstrucción después de una mastectomía o mastectomía parcial.

Colgajo libre miocutáneo glúteo
Una de las técnicas de reconstrucción mamaria que utiliza los propios tejidos del paciente en lugar de un implante.

Cribado
Uso de una prueba para detectar enfermedades cuando no hay signos ni síntomas.

Cuadrantectomía
Extracción de un cuarto de la mama; una forma de tumorectomía.

Cuidados paliativos
Se refiere a cualquier tratamiento con el objetivo de aliviar síntomas y proporcionar confort para mejorar la calidad de vida, en lugar de curar.

Diferenciada
Claramente definido. Las células tumorales diferenciadas son similares en apariencia a las células normales.

Disección
Extracción de tejido específico (bulto en el pecho), dejando los tejidos circundantes en su lugar.

Dolor (mamario)
El dolor de pecho (mastalgia) es la queja relacionada con los pechos más común entre las mujeres.

Ecografía
La ecografía mamaria se utiliza con frecuencia para evaluar las anomalías mamarias. Utiliza ondas sonoras y sus ecos para formar imágenes.

Efusión
Una acumulación de líquido en una cavidad del cuerpo, generalmente entre dos tejidos adyacentes. Por ejemplo, un derrame pleural es la acumulación de líquido entre dos capas de la pleura (la cubierta del pulmón).

Encapsulado
Limitado a un área específica; el tumor permanece en una forma compacta.

Enfermedad de Paget de la mama
Una forma de cáncer de mama que se manifiesta en el pezón como picazón y descamación que no mejora, y a menudo se confunde con eccema del pezón. Casi nunca se encuentra en ambas mamas (bilateral).

Enfermedad fibroquística
Término muy utilizado incorrectamente para cualquier afección benigna de la mama.

Enfermedad mamaria benigna
La mayoría de las quejas mamarias son benignas. A pesar de esto, la mayoría de las mujeres con quejas mamarias "asumen lo peor" cuando se descubre un nuevo problema.

Enzima
Una molécula de proteína que acelera reacciones químicas en células u organismos.

Eritema
Enrojecimiento de la piel.

Expandidor de tejido
Una variación de un implante mamario utilizado en reconstrucción. Se coloca una bolsa vacía detrás del músculo, gradualmente, durante tres a seis meses, se inyecta solución salina a través de un tubo. Luego, el implante temporal se retira y se reemplaza por un implante permanente de solución salina o de silicona.

Extirpar
Cortar o extraer quirúrgicamente.

Factores de riesgo genético
Tres tipos de factores genéticos:
1. Esporádico: 70% de las pacientes con cáncer de mama que no tienen antecedentes familiares.
2. Genético: un gen de cáncer dominante y se transmite a cada generación.

3. Poligénico: ocurre cuando hay antecedentes familiares que no se transmiten directamente.

Fascia

Una membrana fibrosa que cubre, sostiene y separa los músculos y varios órganos del cuerpo, que une los senos y otras estructuras corporales a los músculos subyacentes.

Fibroadenoma

Un bulto común no maligno. Se trata de un bulto liso, duro y redondo que se siente como la mayoría de la gente piensa que debería sentir un quiste. Se mueve fácilmente dentro del tejido mamario y a menudo se encuentra cerca del pezón. Los fibroadenomas son benignos y son más comunes en mujeres jóvenes.

Fibrosis de tejidos blandos por radiación

La radioterapia puede causar cambios en el tejido blando de la mama y/o la pared torácica que resultan en cicatrización del tejido. La piel y el tejido subyacente pueden sentirse engrosados, firmes y tensos, y pueden desarrollarse vasos sanguíneos púrpura-rojizos en forma de arañas en la zona. Estos cambios en el tejido pueden hacer que la mama se vuelva más pequeña. La piel en esta área será más sensible y deberá protegerse de la exposición al sol y de las lesiones.

Fractura patológica

Fractura de un hueso causada por algún problema en el propio hueso, no por un trauma contundente externo. A diferencia de la osteoporosis, no afecta a todos los huesos.

Ganglios linfáticos

Glándulas que se encuentran en todo el cuerpo y ayudan a defenderse contra invasores extraños como las bacterias. Los ganglios linfáticos pueden ser un lugar de propagación del cáncer.

Glóbulos blancos

Células sanguíneas que combaten la infección y se producen en la médula ósea, junto con los glóbulos rojos y las plaquetas. Cuando no hay suficientes glóbulos blancos debido a una enfermedad o a los efectos del tratamiento contra el cáncer como la quimioterapia o la radioterapia, hay un mayor riesgo de desarrollar una infección.

Grado

Una medida de lo normal o anormal que parecen las células cancerosas bajo un microscopio. También se llama grado histológico y lo realiza el patólogo al examinar la biopsia del tumor. Los tumores de cáncer de mama se clasifican en una escala del 1 al 3. Los tumores de grado 1 se parecen más al tejido normal (bien diferenciados). Los tumores de grado 3 parecen muy anormales (pobremente diferenciados). Puede predecir la agresividad.

Grado nuclear

En un informe del patólogo significa el número de células que se dividen y la forma en que lo hacen. El cáncer agresivo tiende a tener muchas células dividiéndose, los cánceres menos agresivos tienden a tener menos. Normalmente se clasifica en una escala del 1 al 3 o del 1 al 4, siendo los números más altos indicativos de un peor pronóstico.

HER2, HER2/neu

El nombre de un receptor de factor de crecimiento.

Heterogéneo

Compuesto por muchos elementos diferentes. En relación con el cáncer de mama, heterogéneo se refiere al hecho de que hay muchos tipos diferentes de células cancerígenas de mama dentro de un tumor.

Hormona

Sustancia química producida por las glándulas en el cuerpo, que entra en el torrente sanguíneo y causa efectos en otros tejidos.

Imagen mamaria de medicina nuclear

Implica la inyección en el cuerpo de cantidades muy pequeñas de una sustancia radiactiva vinculada con una segunda sustancia que se acumula en el órgano objetivo.

Imagen por resonancia magnética (IRM)

Una técnica utilizada para proporcionar información de imagen del cerebro, tejidos blandos, grandes vasos sanguíneos y/o el corazón. Implica el uso de un campo magnético y una bobina eléctrica para transmitir ondas de radio por todo el cuerpo.

Implante

Una bolsa lleno de gel de silicona o de suero insertado debajo del músculo del pecho para restaurar la forma del pecho.

Implantes de suero fisiológico

Similar a los implantes de silicona, excepto que en la cubierta de silicona hay suero salino (agua salada), no gel de silicona. El suero salino no es menos propenso a fugas que la silicona, pero cuando lo hace, es absorbido por el cuerpo bastante rápido sin causar problemas médicos.

Información útil para la práctica de mamografía

In situ

"En el sitio de". En el caso del cáncer, "in situ" se refiere a tumores que no han crecido más allá de su sitio de origen y, por lo tanto, no han invadido tejido vecino.

Informe de patología

Un informe del análisis de células y tejidos para determinar qué condiciones de enfermedad pueden estar presentes. El informe indicará si el tejido es canceroso, precanceroso o benigno. En caso de ser canceroso, proporcionará información para estimar el grado de agresividad del tumor, si ha atravesado la membrana basal y ha comenzado a invadir tejido adyacente, y si el cáncer está en los bordes o cerca de los bordes del tejido bloque que fue extirpado.

Inmunodeficiencia

Una disminución de la capacidad del cuerpo para combatir infecciones y enfermedades.

Inmunoterapia

Se utilizan genes diseñados por ingeniería genética para potenciar el sistema inmunológico. Esto está diseñado para actuar solo sobre las células cancerosas, por lo que no hay efectos adversos en las células normales, y por lo tanto no hay efectos secundarios adversos.

Leucopenia

Los leucocitos son glóbulos blancos. Una disminución en el número de glóbulos blancos se llama leucopenia. Los glóbulos blancos combaten las bacterias que ingresan al cuerpo y son la principal defensa del cuerpo contra las infecciones. Los glóbulos blancos se producen dentro de los huesos en el material blando y esponjoso llamado médula ósea. Cuando los glóbulos blancos disminuyen debido a la quimioterapia y la radioterapia, aumenta el riesgo de infección.

Linfático

El fluido casi incoloro que viaja a través del sistema linfático y transporta células que ayudan a combatir infecciones y enfermedades.

Linfedema

'Brazo de leche'. Esta hinchazón del brazo puede seguir a la cirugía de los ganglios linfáticos debajo del brazo. Puede ser temporal o permanente y ocurrir inmediatamente o en cualquier momento posterior.

Linfocitos
Células blancas de la sangre producidas en el tejido linfático y distribuidas por todo el cuerpo a través del fluido linfático y la sangre.

Lobulillos
Partes de la mama capaces de producir leche. Se asemejan a un 'racimo de uvas'.

Lumpectomía
Cirugía para extirpar un bulto con un pequeño margen de tejido normal alrededor.

Macrocalcificaciones
Depósitos de calcio más grandes y gruesos que a menudo están relacionados con crecimientos benignos (no cancerosos) como fibroadenomas o cambios degenerativos en las mamas, como el envejecimiento de las arterias mamarias, lesiones antiguas o inflamación. Las macrocalcificaciones suelen estar asociadas con afecciones benignas (no cancerosas) y es posible que no requieran una biopsia.

Malignidad secundaria (cáncer)
La radioterapia y la quimioterapia pueden causar cambios en la estructura y el ADN de las células normales. A veces, estos cambios no pueden ser reparados, y con el tiempo, estas células experimentan más cambios y eventualmente se transforman en una célula maligna o cancerosa y en un tumor. Estos cánceres secundarios, causados por el tratamiento inicial del cáncer, suelen ocurrir cinco o seis años después de completar la terapia. Sin embargo, algunos pueden aparecer tan pronto como varios años o incluso hasta 10 o 12 años después.

Maligno
Canceroso.

Mamografía
Una radiografía de la mama. La mamografía digital (computerizada) es similar a la mamografía analógica en el sentido de que se utilizan rayos X para producir imágenes detalladas de la mama.

Mamografía - esterotaxia
Muchos procedimientos de biopsia percutánea se realizan con la ayuda de algún tipo de guía de imagen, que suele incluir ecografía y tomografía computarizada (TC). Muchas biopsias mamarias se realizan bajo la guía de mamografía estereotáctica.

Mastalgia
Dolor en el pecho.

Mastectomía
Extracción quirúrgica de la mama. Incluye mastectomía radical modificada, mastectomía radical, mastectomía parcial, mastectomía de amplio margen de extirpación local y tumorectomía.

Mastectomía radical
Este procedimiento se realiza con menos frecuencia. Implica la extirpación de la mama, el músculo de la pared torácica y suficiente piel como para requerir un injerto de piel.

Mastectomía radical modificada
El procedimiento de mastectomía más común. Implica la extirpación de la mama y los ganglios linfáticos en la axila.

Necrosis
Muerte del tejido o en el tejido.

Necrosis del colgajo cutáneo
La piel sobre el sitio de la incisión y el área quirúrgica puede no recibir suficiente suministro sanguíneo después de la cirugía. Cuando esto ocurre, el 'colgajo de piel' en esta área puede comenzar a desarrollar áreas donde el tejido muere y se vuelve amoratado u oscuro.

Necrosis grasa
Una sección de grasa muerta que suele ser el resultado de algún tipo de trauma o cirugía y que puede aparecer como un área engrosada o bulto(s).

Neoplasia
Una formación nueva y anormal de tejido, como un tumor o crecimiento. No sirve para ningún propósito útil, pero crece a expensas del organismo sano.

Neumonitis por radiación
Si el pulmón o partes del pulmón están incluidos en el campo de tratamiento de radiación, como es el caso del cáncer de mama, la radiación puede causar inflamación o irritación del tejido pulmonar, lo que se denomina 'neumonitis por radiación'. Esta posible complicación suele ocurrir aproximadamente seis meses o más después de completar la terapia de radiación.

No invasivo
Autocontenido, sin crecer ni destruir tejido sano.

Nódulos infraclaviculares
Nódulos linfáticos situados debajo de la clavícula.

Oncogén
Genes tumorales presentes en el cuerpo. Estos pueden ser activados por carcinógenos y hacer que las células crezcan de forma incontrolada.

Oncología/oncólogo
Estudio del cáncer.

Ooforectomía
Extracción quirúrgica de ovarios.

Osteopatía
Un sistema de terapia médica basado en la creencia de que el cuerpo es capaz de producir sus propios remedios contra la enfermedad cuando sus partes están en una relación estructural normal y tienen condiciones ambientales favorables y una nutrición adecuada.

Osteoporosis
Ablandamiento de los huesos que ocurre con la edad en algunas personas.

Palpable
Se puede al tacto.

Patólogo
Un médico especializado en el diagnóstico y clasificación de enfermedades mediante pruebas de laboratorio para determinar el origen de la enfermedad y si es invasiva (ha invadido tejidos cercanos en la mama) y asignar un grado al tumor de mama para identificar el tipo de tumor presente y ayudar a recomendar un plan de tratamiento para un resultado óptimo.

Pectoral mayor
Músculo que se encuentra debajo del pecho.

Pezón
La proyección cónica en el centro de la mama, que contiene los conductos de salida de la leche.

Piel de naranja
Hoyuelos en la piel de la mama causado por la hinchazón (edema) donde se encuentra el tumor. Los ligamentos que sostienen el tejido mamario a la piel se tensan, lo que le da a la piel el aspecto abultado de "piel de naranja".

Prueba de receptores hormonales
Un análisis para medir la cantidad de ciertas proteínas, llamadas receptores hormonales, en el tejido del cáncer de mama. Las hormonas pueden unirse

a estas proteínas. Un alto nivel de receptores hormonales significa que probablemente las hormonas ayuden al cáncer a crecer.

Quimioterapia adyuvante
Fármacos anticancerígenos utilizados en combinación con cirugía y/o radioterapia como tratamiento inicial antes de que haya una propagación detectable, para prevenir o retrasar la recurrencia.

Quimioterapia neoadyuvante
Quimioterapia administrada antes de la cirugía de cáncer de mama. También llamada 'quimioterapia primaria' o 'quimioterapia de inducción'. En algunos casos de cáncer de mama, el tamaño grande del cáncer o la extensión de la afectación en la mama, la pared torácica o la axila son tales que la cirugía no se puede realizar en el momento del diagnóstico. Al administrar primero tres o cuatro tratamientos de quimioterapia, el cáncer puede reducirse para que se pueda realizar la cirugía.

Radioterapia
Una terapia local para el cáncer de mama. Normalmente, la radiación es un componente de la terapia primaria para el cáncer de mama que suele seguir a procedimientos quirúrgicos como la tumorectomía o la mastectomía, y puede ir acompañada de quimioterapia. En algunos casos en los que la cirugía no es posible o un paciente rechaza la cirugía, se utiliza la radiación para tratar el propio tumor primario. Por lo general, compuesta por rayos X de alta tensión, la radiación mata a las células en división al inducir daño en el ADN.

Reacción alérgica a la quimioterapia
La quimioterapia puede causar una reacción alérgica en algunos pacientes. Esto no siempre es predecible y generalmente ocurre dentro de los primeros 15-30 minutos de la administración del medicamento. Por lo general, no hay efectos a largo plazo de la complicación; sin embargo, puede que no sea posible administrar el mismo medicamento en el futuro.

Reacciones cutáneas a la radiación
Los cambios en la piel pueden ocurrir con la radioterapia de haz externo. La radioterapia puede irritar la piel en el área de tratamiento causando enrojecimiento, calor, hinchazón, descamación seca o húmeda, picazón, irritación de los poros del cabello en el área de tratamiento y ulceración. También puede producirse pérdida de cabello alrededor del pezón y la axila. Estos cambios pueden causar cierta incomodidad temporal leve pero se resolverán una vez que se complete el tratamiento y la piel tenga tiempo para sanar.

Receptor

En farmacología, un componente celular que se une a un fármaco, hormona o mediador químico para alterar la función de la célula.

Receptor de estrógeno (RE)

Se han observado niveles significativos de RE en un gran porcentaje de cánceres de mama. El receptor puede ser positivo (+) o negativo (−). La mayoría de los tumores con receptor (+) responden mejor al tratamiento, por lo que el estado del receptor se utiliza como marcador pronóstico de recurrencia.

Reconstrucción

Creación de un pecho artificial después de una mastectomía por un cirujano plástico.

Recuento de glóbulos blancos (WBC)

Análisis de sangre para medir el número de glóbulos blancos en la sangre. Los glóbulos blancos son parte del sistema inmunológico y son importantes para la resistencia a las infecciones.

Recuento sanguíneo

El número de glóbulos rojos, glóbulos blancos y plaquetas en una muestra de sangre.

Recurrencia local

Recidiva de un tumor en un lugar donde inicialmente fue extirpado.

Respuesta al tamoxifeno

El tiempo (en meses a años) entre la finalización de la terapia con tamoxifeno y el momento en que el cáncer regresó. Esta información es importante para el médico para determinar si el tamoxifeno puede ser utilizado nuevamente para tratar una recurrencia del cáncer.

Sarcoma

Un tumor maligno que surge en el tejido conectivo.

Secreción del pezón

La secreción del pezón es la tercera queja mamaria más común por la que las mujeres buscan atención médica, después de bultos y dolor en el pecho.

Segmentectomía

Extracción de un segmento de tejido mamario; generalmente lo mismo que una tumorectomía.

Seroma
Un saco o quiste lleno de suero sanguíneo. Los seromas a menudo ocurren en el espacio potencial donde los colgajos de piel de una mastectomía aún no se han adherido a la pared torácica. A menudo se dejan drenajes en su lugar para eliminar el líquido para que el colgajo de piel pueda adherirse a la pared torácica.

Silicona
Material sintético utilizado en los implantes mamarios por su flexibilidad, resistencia y durabilidad.

Sistema inmunológico
Sistema complejo mediante el cual el cuerpo puede protegerse de invasores extranjeros.

Supervivencia libre de enfermedad
Tiempo que el paciente sobrevive sin cáncer detectable después del tratamiento inicial.

Tamoxifeno
Bloqueador de estrógeno utilizado en el tratamiento del cáncer de mama.

Terapia adyuvante
1. El uso de un antígeno que aumenta la respuesta inmune específica a los antígenos.
2. Terapia administrada después de la cirugía para ayudar a prevenir la recurrencia de un cáncer o para destruir las células cancerosas que se han diseminado. La quimioterapia, la radiación y las terapias hormonales son ejemplos.

Terapia de reemplazo hormonal (TRH)
Cuando una mujer alcanza la menopausia (normalmente alrededor de los 50 años), su cuerpo produce menos de la hormona femenina estrógeno. La TRH está diseñada para reemplazar las hormonas femeninas que los ovarios producen antes de la menopausia.

Terapia endocrina
Medicamentos que alteran las hormonas utilizados para tratar el cáncer de mama. La terapia endocrina también se conoce como terapia hormonal o tratamiento hormonal.

Termografía
Una prueba para medir y mostrar los patrones de calor de los tejidos cerca de la superficie de la mama. Por lo general, los tejidos anormales son más

cálidos que los tejidos sanos. Esta técnica está en estudio; no se ha demostrado su valor en la detección del cáncer de mama.

Toxicidad
Efectos secundarios perjudiciales, venenoso.

Vaciamiento ganglionar
Cuando el cirujano extrae varios ganglios linfáticos durante una mastectomía o una tumorectomía para que el patólogo pueda cortar el ganglio en rodajas delgadas, que luego se tiñen y examinan en busca de células cancerosas.

Vasos linfáticos
Vasos que transportan la linfa (líquido tisular) hacia y desde los ganglios linfáticos.

REFERENCIA

1. Whitley, S.A., Dodgeon, J., Meadows, A., Cullingworth, J., Holmes, K., Jackson, M., Hoadley, G., y Kulshrestha, R. *Procedimientos de Clark en Imagen Diagnóstica: Un Enfoque Basado en el Sistema.* CRC Press, 2020.

ÍNDICE ANALÍTICO

Índice analítico